Frühgeborene und ihre Eltern

Bildung – Soziale Arbeit – Gesundheit

———

Herausgegeben von der
Katholischen Stiftungshochschule München

Band 19

Frühgeborene und ihre Eltern

Forschungsergebnisse von der Geburt bis zur Pubertät mit
Praxisanregungen unter Einbezug der Corona-Pandemie

Herausgegeben von Michaela Gross-Letzelter

DE GRUYTER
OLDENBOURG

ISBN 978-3-11-073932-9
e-ISBN (PDF) 978-3-11-073585-7
e-ISBN (EPUB) 978-3-11-073590-1
ISSN 2509-7040

Library of Congress Control Number: 2021940876

Bibliografische Information der Deutschen Nationalbibliothek
Die Deutsche Nationalbibliothek verzeichnet diese Publikation in der Deutschen
Nationalbibliografie; detaillierte bibliografische Daten sind im Internet über
http://dnb.dnb.de abrufbar.

© 2021 Walter de Gruyter GmbH, Berlin/Boston
Druck und Bindung: CPI books GmbH, Leck

www.degruyter.com

Dieses Buch ist meiner Familie gewidmet: meinem Mann und unseren beiden Söhnen. Danke für alles und vor allem auch dafür, dass Ihr mich mit unseren fröhlichen Familienessen immer wieder erdet.

Michaela Gross-Letzelter

Vorwort der Herausgeberin zur erweiterten Neuauflage

Das Jahr 2020 war anders als alle anderen Jahre zuvor. Nicht nur Deutschland, sondern die ganze Welt war geprägt von den Maßnahmen zur Eindämmung der Corona-Pandemie. So wie bei vielen anderen Wissenschaftler(inne)n auch, waren die Pläne für mein Forschungssemester, das im März 2020 begann, auf einmal nicht mehr umsetzbar. Auslandsreisen mussten abgesagt werden, Forschungsprojekte mussten den Rahmenbedingungen angepasst werden, es entstanden neue Forschungsfragen und ganz neue Forschungsprojekte.

So konnte ich im Jahr 2020, zur Zeit des ersten Lockdowns und kurz danach, Interviews mit Eltern von Frühgeborenen führen. Zum einen mit Eltern, die zu dieser Zeit eine Frühgeburt erlebt haben und zum anderen mit Familien mit Frühgeborenen im Teenageralter, die sich im Homeschooling und Homeoffice befunden haben. Diese Interviews sind historische Zeitdokumente, die eine in Deutschland bis dahin noch nie dagewesene Situation aus der Perspektive der Eltern von Frühgeborenen festhalten.

Eine Frühgeburt ist ein kritisches Lebensereignis, das eine große (psychische) Belastung für die Eltern bedeutet. Um darzustellen, wie diese Belastungen zur Corona-Zeit aussehen, muss man zunächst das Thema „Frühgeborene und ihre Eltern" aus den unterschiedlichsten Perspektiven betrachten. Dies erfolgte bereits im Jahr 2017 in meinem Buch „Frühchen im Lebenslauf und Soziale Arbeit". Ich bin dem de Gruyter Verlag sehr dankbar dafür, dass ich diese Inhalte nun um die neuen Ergebnisse aus dem Jahr 2020 ergänzen darf.

Ich habe diese erweiterte Neuauflage genutzt und Inhalte nochmals vertiefter dargestellt. So wird in Teil 1 das Thema Frühgeburt und Frühgeborene aus dem wissenschaftlichen Blickwinkel betrachtet und bezieht medizinische, pflegerische und psychosoziale Aspekte mit ein. Neben allgemeinen Informationen zu Frühgeborenen wird auf die psychischen Belastungen der Eltern, der Frühgeburt als kritisches Lebensereignis und die neonatologische Betreuung eingegangen. Die speziellen Versorgungsmethoden von Frühgeborenen im Krankenhaus (NIDCAP®) wurden um das FINE-Konzept ergänzt.

In Teil 2 werden Belastungen und Ressourcen von Frühgeborenen-Eltern anhand von Fragebogenergebnissen vor der Corona-Zeit dargestellt. Diese Erkenntnisse aus dem Jahr 2015 wurden gekürzt und pointierter aufgezeigt. Sie sind grundlegend für die weiteren Ausführungen zu der Situation von Eltern von Frühgeborenen. So wird aus ihnen die Notwendigkeit einer psychosozialen Beratung und Betreuung von Eltern frühgeborener Kinder deutlich.

Im Jahr 2009 wurden Eltern von Frühgeborenen, die zu diesem Zeitpunkt zwischen zwei und vier Jahre alt waren, befragt. Das war der Beginn einer Langzeitstudie. Im Jahr 2015 wurden diese Eltern erneut interviewt. Ihre Kinder waren nun zwischen acht und zehn Jahre alt, und so konnten die Befragten von der Kindergartenzeit, dem Übergang zur Schule und den ersten Schuljahren berichten. Teil 3 stellt in kurzen Fallporträts die interviewten Familien vor.

Teil 4 übernimmt die Darstellung der Ergebnisse aus der ersten Auflage des Buches von 2017. Ausgehend von den Interviews in den Jahren 2009 und 2015 wird die Lebensphase bis zur dritten Klasse Grundschule beschrieben. Es werden zudem Handlungsempfehlungen auf der Basis von Forschungsergebnissen für Erzieher(innen) in der Krippe und im Kindergarten gegeben. Dieses Kapitel wurde von mehreren Autorinnen überarbeitet.

Teil 5 beschäftigt sich mit den aktuellen Forschungsergebnissen aus dem Jahr 2020 zu Frühgeburt und Familien von Frühgeborenen zu Zeiten der Corona-Pandemie. Wie geht es Eltern mit Frühgeborenen in dieser Zeit? Es wurde die Langzeitstudie weitergeführt. Ursprünglich war gedacht, vor allem die Pubertät der inzwischen 12- bis 14-Jährigen in den Fokus der Elterninterviews zu stellen. Aber nun ging es um Familien im Homeschooling und Homeoffice. Bei den Familien, die im ersten Lockdown im Frühjahr 2020 eine Frühgeburt erlitten haben, waren die speziellen Belastungen zur Corona-Zeit im Zentrum der Interviews. Wie wirken sich Besuchsverbote und Isolation, die Ängste vor einer Ansteckung auf die Eltern aus?

Das Buch setzt sich aus Beiträgen von mehreren Autor(inn)en zusammen und basiert auf verschiedenen Kooperationen. Mein erster Dank gilt allen Frühgeborenen-Eltern, die sich zur Befragung zur Verfügung gestellt, sich die Zeit für ein (weiteres) Interview genommen und mir so offen berichtet haben.

Zudem bin ich sehr dankbar für die Unterstützung, die ich im Jahr 2020 vonseiten des Klinikums Dritter Orden München erhalten habe, insbesondere von Herrn Prof. Dr. Jochen Peters, Chefarzt der Klinik für Kinder- und Jugendmedizin, Frau Dr. Dorothea Lent, Fachärztin für Pädiatrie und Neonatologie, Frau Christine Holzkämper, Sozialpädagogin in der Psychosozialen Versorgung der Kinderklinik und Herrn Johannes Benner, Leiter Organisationsentwicklung, Qualitätsmanagement und Unternehmenskommunikation.

Ich danke den Mitarbeiter(inne)n der Neonatologie des LMU Klinikums München, Campus Großhadern, Herrn Prof. Dr. med. Andreas W. Flemmer und seinem Team. Mein Dankeschön geht außerdem an die Mitarbeiter(innen) der Division für Neonatologie der Universitätsklinik für Kinder- und Jugendheilkunde im Landeskrankenhaus Salzburg, Frau Dr. med. Erna Hattinger-Jürgenssen, projektleitende Oberärztin, Pflegeexperte für Intensivpflege DGKP, Herrn Johann Binter, IBCLC und Stationsleitung (im Jahr 2015) DGKP, Frau Andrea Ebner.

Mein Dank geht an Frau Natalie Wetzel, Universitätsklinikum für Kinder- und Jugendmedizin Tübingen, für ihren Beitrag zum FINE-Konzept. Zudem vielen Dank an Frau Barbara Mitschdörfer vom Bundesverband „Das Frühgeborene Kind" e. V., die ihre persönliche Geschichte, aber auch ihre fachliche Expertise in das Buch eingebracht hat.

Dieses empirische Forschungsprojekt ohne Drittmittel konnte nur durch geeignete Rahmenbedingungen an der Katholischen Stiftungshochschule München (KSH) gelingen – ich danke dem Präsidenten, Herrn Prof. Dr. Hermann Sollfrank, und der EHL für das Forschungssemester und die Möglichkeit, Lehre und Forschung zu verbinden. Mein Dank geht auch an den Bereich Forschung und Entwicklung, vertreten durch die Vizepräsidentin Forschung und Entwicklung, Frau Prof. Dr. Martina Wolfinger, und den Koordinator des Forschungsbereichs, Herrn Dr. Christoph Ellßel. Die neu etablierte Forschungsförderung an der KSH München erlaubte eine Anschubfinanzierung für das Forschungsprojekt im Jahr 2020. Es war nicht einfach, die Interviews den Maßnahmen zur Eindämmung der Corona-Pandemie anzupassen. Auch hier bin ich meiner Hochschule für die Bereitstellung von persönlichem und technischem Knowhow sehr dankbar. Insbesondere Herr Johannes Lange aus dem Forschungsmanagement hat mir in Fachgesprächen bei der Klärung von methodischen Fragen geholfen.

Viele Studierende haben an dem Projekt mitgearbeitet. Sie sind teilweise Mitautor(inn)en und werden an den entsprechenden Stellen erwähnt. Es sind Studierende/ Absolvent(inn)en der Bachelorstudiengänge „Soziale Arbeit" und „Bildung und Erziehung" und des Masterstudiengangs „Pflegewissenschaft – Innovative Versorgungskonzepte". Ich danke besonders meinen studentischen Mitarbeiterinnen Franziska Baur und Sonja Scharpf, die mich von Oktober 2019 bis Dezember 2020 bei der Forschung in allen Belangen tatkräftig unterstützt haben. Zudem bin ich dankbar für den unermüdlichen Einsatz von Sonja Becker. Ich habe sehr von der Expertise und dem inhaltlichen Austausch mit diesen drei herausragenden Studentinnen profitiert. Folgende Studentinnen haben uns zudem bei der Transkription der Interviews 2020 geholfen: Stephanie Bach, Svenja Gutzeit, Victoria Karl und Stefanie Mertig. In der Phase der Bucherstellung waren Gözde Erkoc und Mia Fuchs meine studentischen Hilfskräfte. Ich danke allen für die Mitarbeit und die Unterstützung.

Zudem geht mein Dank an die Lektorin Frau Rita Güther, die bei der Überarbeitung des Manuskriptes auch dieses Mal wieder überaus hilfreich war.

Michaela Gross-Letzelter

Anmerkungen der Herausgeberin zum methodischen Vorgehen

Das Buch präsentiert Ergebnisse verschiedener Forschungsprojekte. Gemeinsam mit Studierenden habe ich eine Fragebogenaktion mit Eltern durchgeführt, die ein oder mehrere Kinder unter 1500 Gramm in den Jahren 2012, 2013 oder 2014 auf der Neugeborenen-Intensivstation im LMU Klinikum, Campus Großhadern liegen hatten. Diese Vollerhebung bringt repräsentative Ergebnisse für diese spezifische Zielgruppe. Anhand von statistischen Zahlen erkennen wir die Belastungen und auch die Unterstützung, die Eltern in dieser Phase am Beginn des Lebens ihres Frühgeborenen erfahren haben.

Ausgehend von den Schwierigkeiten, denen Frühgeborene nach der Geburt ausgesetzt sind, dokumentierten Studentinnen/Absolventinnen des Masterstudiengangs „Pflegewissenschaft – Innovative Versorgungskonzepte", wie eine bestimmte pflegerische Versorgungsmethode (NIDCAP®) die Eltern schon bei der Versorgung im Krankenhaus einbezieht und so wichtige Grundlagen für die Bindung zwischen Frühgeborenen und Eltern legt. Es wurden im Jahr 2015 Expert(inn)eninterviews – halbstandardisierte Leitfadeninterviews – mit dem Personal geführt, das NIDCAP® in der Praxis umsetzt. Ziel war es, einen Überblick über die wesentlichen Elemente von NIDCAP®, dessen Strukturen und die Auswirkungen auf verschiedenen Ebenen zu erhalten. Die entstandenen Interviews wurden, wie alle anderen Interviews, die in den verschiedenen Forschungsprojekten geführt wurden, transkribiert und methodisch ausgewertet mittels qualitativer Inhaltsanalyse, angelehnt an die „Grounded Theory" nach Strauss/Corbin (1996) und das „Zirkuläre Dekonstruieren" nach Jaeggi/Faas/ Mruck (1998). Die Theorie von Miller (2012) bot einen zusätzlichen Bezugsrahmen, innerhalb dessen die gewonnenen Erkenntnisse interpretiert und in einen beziehungstheoretischen Kontext gesetzt wurden.

Kernstück dieses Buches sind Interviews mit Frühgeborenen-Eltern, die von der Herausgeberin selbst geführt wurden. Ich interviewte bereits im Jahr 2009 Eltern,[1] die zu diesem Zeitpunkt frühgeborene Kinder im Alter von zwei bis vier Jahren hatten.[2] So konnte ich eine Panelstudie – eine Längsschnittstudie mit denselben Personen – durchführen.[3] Insgesamt fünf Familien stellten sich 2015 für ein zweites Interview zur Verfügung. Die Interviews umfassen die Lebensphase vom Kindergarten bis zur Schule.[4]

---

[1] Die Frühgeburten fanden zwischen 2005 und 2007 im LMU Klinikum, Campus Großhadern statt.

[2] Gross-Letzelter (2010): Frühchen-Eltern – Ein sozialpädagogisches Forschungsprojekt.

[3] Bereits in diesem ersten Buch (Gross-Letzelter 2010) habe ich kritisch angemerkt, dass sich bei den Forschungsprojekten nur bestimmte Personen gemeldet haben. Der Fragebogen war beispielsweise jeweils so gestellt, dass man über gute Deutschkenntnisse verfügen und komplexe Fragestellungen verstehen können musste. Somit wurden hier manche Elternteile ausgeschlossen. Auffällig ist auch, dass bei den Interviews sich vor allem Eltern, die der Mittelschicht angehören, gemeldet haben, die in einer stabilen Partnerschaft leben. So muss man davon ausgehen, dass es Eltern gibt, die über bestimmte Ressourcen (wie Bildung, tragfähige Beziehungen) nicht verfügen. Es liegt die Vermutung

Von April bis Juni 2020 wurden die Interviews der Panelstudie weitergeführt. Anders als geplant, konnten die Interviews wegen der Maßnahmen zur Eindämmung der Corona-Pandemie nicht face-to-face geführt werden. Es wurden die Interviews am Telefon vorgenommen, das laut gestellt wurde, um das Aufnahmegerät mitlaufen lassen zu können. Da alle Familien die Autorin seit dem ersten Interview 2009, das in der Wohnung der jeweiligen Familie stattgefunden hat, persönlich kannten, war die Umstellung auf Telefoninterviews problemlos. Schwierig war einzig, dass vier Interviews mit beiden Eltern geführt wurden und es stellenweise zu Überschneidungen bei den einzelnen Redner(inne)n kam. Ansonsten herrschte eine vertrauensvolle Atmosphäre, die intensive Gespräche ermöglichte. Zwischen der ersten Erhebungswelle 2009, bei der elf Familien sich interviewen ließen und der zweiten Erhebungswelle 2015 gab es einen Panelschwund von sechs Familien. Es wurden 2020 wieder alle elf Familien angeschrieben, soweit die Adressen noch gültig waren. Zwei Familien, die im Jahr 2015 nicht dabei waren, meldeten sich zu einem Interview. Es erhöhte sich die Zahl der Familien im Jahr 2020 auf sieben. So gab es Familien, mit denen nach elf Jahren ein zweites Interview geführt wurde und Familien, die nach 2009 und 2015 nun bereits das dritte Mal befragt werden konnten.

Im Juni und Juli 2020 wurden zudem acht Mütter und zwei Väter, die während des ersten Lockdowns im Frühjahr eine Frühgeburt im Klinikum Dritter Orden München hatten, erstmals von der Autorin befragt. Für ein erstes Interview kamen die Corona-Bedingungen besonders erschwerend hinzu. Ein persönliches Interview face-to-face war wiederum nicht möglich. So wurde in einem persönlichen Anschreiben, das von der Klinik an die Eltern weitergegeben wurde, nicht nur das Forschungsprojekt und das Erkenntnisinteresse formuliert, sondern auch die Forscherin mit Foto vorgestellt. Obwohl man sich nicht persönlich kannte, waren die Telefoninterviews absolut tiefgehend. Alle interviewten Eltern haben sehr offen und teilweise sehr emotional von ihren Belastungen, aber auch von ihren Ressourcen berichtet. Es stellt sich die Frage, ob gerade die Autorin als fremde Person, nicht sichtbar, nur akustisch empathisch den Erzählungen folgend, diese Offenheit ermöglicht hat.

Ergänzt wurden die Interviews durch Kurz-Fragebögen und ein Expertinneninterview. Ein Mütter-Interview wurde auf Englisch geführt und zusätzlich mit einem ausführlichen Fragebogen ergänzt. Der Vater wurde ausschließlich auf Englisch per Fragebogen dazu befragt. Somit wurde bei dieser Studie Material von acht Müttern und drei Vätern verwendet.

Michaela Gross-Letzelter

---

nahe, dass diese Eltern noch stärker von den Belastungen betroffen sein könnten als die befragten Eltern es bereits angeben.

4 Aus Datenschutzgründen wurden zu Beginn der Studie einzelne für die Studienergebnisse nachrangige Persönlichkeitsmerkmale geändert, um die Identität von Eltern und Kindern zu schützen. Zur Sicherung einer Vergleichbarkeit mit späteren Befragungen wurden einzelne dieser Änderungen später rückwirkend aufgehoben, wodurch sich Veränderungen zur Vorauflage ergeben.

Inhalt

Teil 1: Frühgeburt und Frühgeborene – ein wissenschaftlicher Blick auf medizinische, pflegerische und psychosoziale Aspekte

Sonja Becker

Informationen zu Frühgeburt und Frühgeborenen

Im folgenden Kapitel[1] werden der Begriff Frühgeborene definiert, Merkmale frühgeborener Kinder dargestellt und der Einfluss des Geburtsgewichts auf die Entwicklung Neugeborener eingeschätzt. Darauf aufbauend werden mögliche Ursachen einer Frühgeburt thematisiert. Die Darstellung von Entwicklungstendenzen frühgeborener Kinder bildet den Abschluss dieses Kapitels.

Durch die immer besser werdende Versorgung von Frühgeborenen kann inzwischen eine Überlebenswahrscheinlichkeit von 50 % ab der 23./24. Schwangerschaftswoche (SSW) erreicht werden (Dinger 2013: 11). Liegt das Gewicht über 1000 Gramm, steigt diese auf 95 % (Porz 2019: 9).

1 Definition des Begriffs Frühgeborene

Herting (2019) bezeichnet Frühgeborene als „Neugeborene mit einem Gestationsalter von weniger als 259 Tagen, d. h. weniger als 37 + 0 SSW, gerechnet ab dem ersten Tag der letzten Periode" (Herting 2019: 108). Der Begriff steht also für die Kinder, die „nach 22 vollendeten SSW und vor 37 SSW geboren werden" (Herting 2019: 109), was in Deutschland ein Zehntel aller Neugeborenen betrifft (Herting 2019: 109).

Definitionsgemäß wird somit ein vor der abgeschlossenen 37. SSW Neugeborenes als Frühgeborenes bezeichnet. Eine Einteilung nach Gewicht und Schwangerschaftswoche hat sich hierbei fest etabliert und orientiert sich an folgenden Grenzwerten. Hierbei werden die folgenden englischen Begriffe inklusive Abkürzungen verwendet (Porz 2019: 8):

1. Späte Frühgeborene (LPI: late preterm infants, 34. bis 37. SSW, Gewicht über 1500 Gramm)
2. Frühgeborene mit sehr niedrigem Geburtsgewicht (VLBW: very low birth weight infants, vor der 32. SSW, Gewicht unter 1500 Gramm)
3. Frühgeborene mit extrem niedrigem Geburtsgewicht (ELBW: extremely low birth weight infants, vor der 29. SSW, Gewicht unter 1000 Gramm) (Porz 2019: 8)

2 Merkmale von Frühgeborenen

Nach der Geburt muss das Frühgeborene alle Vitalfunktionen selbst übernehmen, da es nicht mehr von der intrauterinen Umgebung im mütterlichen Uterus versorgt wird.

---

1 Dieser Beitrag ist ein überarbeiteter Auszug aus der BA-Arbeit von Sonja Becker.

https://doi.org/10.1515/9783110735857-002

Dieser höchst anspruchsvolle Adaptionsprozess stellt selbst für reifgeborene Kinder eine große Herausforderung dar und ist für Frühgeborene meist mit gravierenden Anpassungsstörungen verbunden. Jede Frühgeburt bedeutet auch gleichzeitig eine nicht abgeschlossene Ausbildung der Körperfunktionen und Organe, was unterschiedliche Auswirkungen und Schwierigkeiten mit sich führen kann (Porz 2019: 12 f). Nicht nur die Organfunktionen von frühgeborenen Kindern unterscheiden sich deutlich von denen der reifgeborenen Neugeborenen – auch optisch ist der Anblick eines Frühgeborenen anfangs meist schockierend für die Eltern (Huter 2004: 52).

Das Frühgeborene zeigt auffällige Varianzen im Vergleich zum reifgeborenen Neugeborenen, insbesondere in Bezug auf seine Größe und sein Gewicht, die um ein vielfaches geringer sind. Das Hautkolorit ist rötlich und scheint beinahe transparent, „Finger- und Zehennägel haben die Kuppen noch nicht ganz erreicht" (Müller-Rieckmann 2020: 17) und es kann eine ausgeprägte Körperbehaarung mit „feinen, wolligen Haaren (Lanugo)" (Müller-Rieckmann 2020: 17) vorhanden sein. Die Ohren und Brustwarzen („Mamillen") (Herting 2019: 108) sind noch nicht ausreichend ausgebildet und die „Hautfältelung der Fußsohlen" (Herting 2019: 108) fehlt. Darüber hinaus sind Atmung und Körpertemperatur instabil und müssen permanent überwacht werden (Müller-Rieckmann: 17). Da die Zeit des Wachsens des Kindes im Mutterleib viel zu kurz war, ist der Säugling bei der Geburt „mager, die Extremitäten sind lang und dünn, der Kopf im Verhältnis zum Körper noch sehr klein" (Huter 2004: 52). Das „Kindchenschema" (Huter 2004: 52) ist nicht erkennbar. Hinzu kommt die Tatsache, dass das Kind an hoch komplexe technische Maschinen angeschlossen ist, die für Eltern das Aussehen des Säuglings noch beängstigender machen (Huter 2004: 52).

Aufgrund der Schwäche des Frühgeborenen und der damit verbundenen fehlenden Muskelkraft kann es seine Arme und Beine nicht am Körper halten, was durch die „Froschhaltung" (Huter 2004: 52) sichtbar wird. Da das Kind beinahe bewegungslos liegen bleibt, muss es durch das medizinische Personal bedacht „gelagert" (Huter 2004: 53) werden, damit weder der Kopf deformiert noch ein „Dekubitus" (Huter 2004: 54) entstehen kann. Diese Lagerung findet mit Hilfe von Handtüchern, Tüchern usw. statt und hat zum Ziel, dass der Körper des Kindes gut gebettet ist und eine „Begrenzung" (Huter 2004: 54) spürt (Huter 2004: 52). Bei unbeatmeten Kindern wird Körperkontakt zur Mutter priorisiert, bei beatmeten Kindern wird die Lagerung auf einem Fell empfohlen, da sich dies positiv auf das Wachstum und die Entwicklung des Kindes auswirkt (Huter 2004: 52 ff).

3 Einfluss des Geburtsgewichts auf die Entwicklung Neugeborener

Die Anzahl der überlebenden VLBW(<1500 Gramm)- und ELBW(<1000 Gramm)-Kinder trägt aufgrund der schweren Startbedingungen „zur perinatalen Morbidität und

Mortalität bei" (Herting 2019: 109). Die neonatologische Versorgung dieser Frühgeborenen mündet immer in eine nicht vorhersehbare Entwicklung und Zukunft des Kindes und wird von „vielschichtigen Probleme(n), Risiken sowie möglichen Komplikationen der Akutbehandlung dieser Hochrisikopatienten" (Dinger 2013: 11) begleitet. Je unreifer der Fetus geboren wird, desto größer ist das Risiko für Komplikationen und dauerhafte gesundheitliche Probleme (Dinger 2013: 11). „Die Wahrscheinlichkeit zu überleben hängt im hohen Maße von dem Zeitpunkt der Geburt und dem damit verbundenen Geburtsgewicht und der Lungenreife ab" (Ludwig-Körner 2013: 49).

Auch reifgeborene Kinder können weniger als 2500 Gramm Geburtsgewicht haben und unter einer Wachstumsretardierung (IUGR) leiden. Sie können aufgrund von intrauteriner Mangelernährung ihr „individuelles Wachstumspotential" (Hübler 2019: 114) nicht ausschöpfen. Diese Kinder sind aber von Frühgeborenen zu unterscheiden, da sie oftmals nicht ausreichend nachreifen (Hübler 2019: 114).

4 Mögliche Ursachen für eine Frühgeburt

Es gibt mannigfaltige Gründe für eine Frühgeburt. Im Folgenden werden einige Ursachen dargestellt. Krankheiten und Infektionen bei der Mutter vor oder während der Schwangerschaft können ebenso verantwortlich sein für das verfrühte Eintreten der Geburt wie eine Infektion beim Fetus, was die Verordnung einer Sectio notwendig machen kann. Auch sind die „Zunahme von Mehrlingsschwangerschaften, bedingt durch Sterilisationsbehandlungen" (von Rahden 2019: 13) besonders in westlichen Ländern Ursache für die Zunahme von Frühgeburten (von Rahden 2019: 13). Beim Austragen von Mehrlingen kommt es fast ausnahmslos zu einer verfrühten Geburt, „höhergradige Mehrlinge wie Drillinge oder Vierlinge sind immer zu früh geboren" (Porz 2010b). Auch spielen weitere Faktoren wie das mütterliche Alter oder Gene eine Rolle (Steiner et al. 2008: 17).

Vorbestehende gesundheitliche Probleme der Mütter wie „Gebärmutterfehlbildungen, Muttermundschwächen und Störungen der Plazenta (...) oder ein im Laufe der Schwangerschaft auftretender erhöhter Bluthochdruck in Kombination mit Nieren- oder Leberfunktionsstörungen (Präklampsie bzw. HELLP-Syndrom)" (Porz 2010b) können ebenfalls einen Teil der Frühgeburten bedingen (Porz 2010b). Neben vorzeitigen Kontraktionen oder einem verfrühten Blasensprung (Porz 2010b) zählen vaginale Blutungen oder ein vorgereifter Befund der Cervix zu häufigen pränatalen Komplikationen, aber auch eine frühere Frühgeburt kann eine Frühgeburt begünstigen (Porz 2019: 9 f). Probleme psychischer und psychosozialer Art können ebenfalls Ursache für eine Frühgeburt sein und vorzeitige Wehen hervorrufen, dazu gehören u. a. Schwierigkeiten im beruflichen Alltag oder Spannungen im Privatleben (Porz 2010b). So kann sich der Stress der werdenden Mutter während der Schwangerschaft auch negativ auf die Tragedauer des Kindes auswirken (Herting 2019: 109).

5 Entwicklungstendenzen frühgeborener Kinder

Eine pauschale und zukunftsweisende Prognose für Frühgeborene und deren weiteres Gedeihen kann nicht gegeben werden – generell gilt jedoch die Maxime, dass das Kind umso weniger Probleme hat, je später und damit reifer es zur Welt gekommen ist (Porz 2010b). Die Überlebenswahrscheinlichkeit von ELBW-Kindern (<1000 Gramm) ist in Deutschland in der Zeit von 2011 bis 2016 von 85,8 auf 87,4 % nochmals angestiegen (Ackermann et al. 2020: 459). Generell kann allerdings festgehalten werden, so Porz (2010b), dass LPI-Kinder (>1500 Gramm), die keine pränatalen Komplikationen hatten, sich meist komplikationslos und gesund entwickeln (Porz 2010b).

Betrachtet man die Studienlage zu frühgeborenen Kindern, fällt auf, dass insbesondere die VLBW(<1500 Gramm)- und ELBW(<1000 Gramm)-Kinder vermehrt an Beeinträchtigungen oder Behinderungen leiden (Porz 2010b). Generell ist die Reife des Kindes ein Indikator für seine Entwicklungsprognose. Allerdings gibt es auch Fälle, bei denen ein sehr kleines Frühgeborenes komplikationslos heranwächst, wohingegen ein Frühgeborenes, das nur wenige Wochen zu früh zur Welt gekommen ist, dramatische Störungen in der körperlichen und geistigen Entwicklung aufweisen kann. Treten im Verlauf der neonatologischen Behandlung in der Klinik weitere gesundheitliche Probleme auf, so stellt dies ein zusätzliches Risiko für das Kind dar, allerdings kann auch hier keine pauschale Aussage getroffen werden (Porz 2010b). Eine breit angelegte Studie zur Untersuchung der Entwicklung von ELBW-Kindern, also der hoch vulnerablen Gruppe der Kinder, die vor der 28. SSW zur Welt gekommen sind, zeigte in einer Nachuntersuchung mit dem Vergleichskollektiv von reifgeborenen Kindern, dass rund 75 % der Kinder mit fünf Jahren einen auffälligen Befund hatten und als „beeinträchtigt eingestuft" (Damm et al. 2015: 11) wurden. Laut Singer (2012) tragen rund 25 bis 30 % der ELBW-Kinder als „Preis der Frühgeburtlichkeit" (Singer 2012: 568) ein „Major Handicap" (Singer 2012: 568) davon.

Problematisches Verhalten von Frühgeborenen insbesondere in Bezug auf andere Kinder und Anfälligkeiten in der Aufmerksamkeit führen nicht selten zu schulischen Problemen, was bei rund einem Drittel aller Frühgeborenen sichtbar wird (Porz 2010b). Die weitere Entwicklung der Kinder unterliegt allerdings einem Zusammenspiel von vorgeburtlichen Problemen, der neonatalen Behandlung und den Rahmenbedingungen des Lebensumfeldes des Kindes (Porz 2010a: 43). Eine niedersächsische Studie etwa zeigte anhand einer Gruppe von 352 VLBW(<1000 Gramm)-Kindern im Vergleich zu termingeborenen und normalgewichtigen Säuglingen, dass drei Viertel der Stichprobe nach fünf Jahren Probleme und Defizite in der Entwicklung aufwiesen (Damm et al. 2015: 7).

Eine entwicklungsbezogene Zukunftsperspektive wird somit nicht allein vom Reifegrad des Neugeborenen bestimmt, „sondern wird wesentlich mitbestimmt durch die Ursachen der Frühgeburt" (Porz 2010a: 43). Ein Zerebralschaden aufgrund einer Gehirnblutung kann sowohl eine Spastik als auch „strukturelle und funktionelle Defizite" (Porz 2010a: 44) hervorrufen. Insbesondere Krankheiten wie ADS (Aufmerksamkeitsdefizitsyndrom) oder ADHS (Aufmerksamkeitsdefizitsyndrom mit Hyperaktivität) sind als Folge bei Jungen zu beobachten (Porz 2010a: 43f). Besonders Gedeihstörungen können die physische wie geistige Reifung des Kindes beeinträchtigen (Sarimski 2000: 19). Durch eine Adaption der Ernährung zugunsten von eiweißangereicherter und hochkalorischer Nahrung kann neurologischen Schäden entgegengewirkt werden (Porz 2010a: 44). ELBW(<1000 Gramm)-Kinder hatten im Vergleich zum Kontrollkollektiv als Erwachsene im zweiten Lebensjahrzehnt in Bezug auf den Gesundheitszustand, die Schullaufbahn und den Bildungsweg insgesamt schlechtere Ergebnisse (Porz 2010a: 44).

Laut Singer (2012) bedeutet „frühgeboren nicht gleich frühgeboren" (Singer 2012: 568), es handle sich vielmehr „um ein heterogenes Patientenkollektiv (...), für das auch prognostische Aussagen stets an den individuellen Ausgangsbedingungen orientiert werden müssen" (Singer 2012: 568).

Auch Eltern gehen sehr unterschiedlich mit den einhergehenden Belastungen um, die die Versorgung und Pflege eines frühgeborenen Kindes mit sich bringen.

Sonja Scharpf
Psychische Belastungen der Eltern

„Mit der Geburt eines Frühgeborenen verändert sich das Leben einer Familie von Grund auf." (Krasnitzer-Leitner 2019: 23) Sobald ein Kind zu früh geboren wird, werden Eltern mit einer unerwarteten Gegebenheit konfrontiert,[1] die von großen Ängsten und einer erheblichen Anspannung begleitet wird (Binter 2019: 76). Die Erschütterung der Väter sowie Mütter ist enorm, wenn ihr Kind überraschend zu früh geboren wird (Brisch 2011: 132). Für viele Eltern ist der zu frühe Start in das Leben ihres Babys ein einschneidendes Erlebnis, denn um das Leben der Mutter sowie das Leben des Babys retten zu können, müssen oftmals akute lebensrettende Maßnahmen nach der Geburt getroffen werden (Brisch 2011: 132). „Für viele Eltern ist diese Erfahrung neben der Lebensbedrohung ein akutes psychisches Trauma: Sie haben ein Gefühl von großer Ohnmacht, Hilflosigkeit, Ausgeliefertsein, Lebensbedrohung." (Brisch 2011: 132) Außerdem spielen Angst sowie Verunsicherung eine große Rolle für das Elternpaar (Christ-Steckhan 2005: 9). Begeisterung oder Stolz über die Geburt des eigenen Kindes fallen meist aus (Christ-Steckhan 2005: 9). Somit kommen Eltern aufgrund des Lebensereignisses der frühzeitigen Geburt an die Grenze ihrer Widerstandsfähigkeit und benötigen viele Bewältigungsstrategien, um die Situation verarbeiten zu können (Christ-Steckhan 2005: 33).

Der erste Anblick des eigenen frühgeborenen Babys ist oft für viele Mütter sowie Väter ein Schock (Christ-Steckhan 2005: 66). „Die Situation ist geprägt von Angst, Hilflosigkeit, Trauer und Überforderung." (Christ-Steckhan 2005: 66) Durch die Frühgeburtlichkeit ihres Kindes sind Eltern mit einem sehr kleinen und unreifen Baby konfrontiert, welches ihren Vorstellungen nur geringfügig gleicht (Kobus 2018: 48). Somit stellt der Beginn der Elternschaft Mütter und Väter vor eine große emotionale Herausforderung, die nach der Geburt bewältigt werden muss (Kobus 2018: 49). Zudem beschäftigt eine Vielzahl der Eltern die Frage nach der Überlebensfähigkeit ihres Kindes (Vandenberg/Hanson 2013: 71). Um sich nur geringfügig mit der ungewissen Zukunft und der Überlebensfähigkeit auseinander setzen zu müssen, konzentrieren sie sich meist auf das Leben in der Gegenwart (Vandenberg/Hanson 2013: 71). Außerdem werden Eltern und ihr frühgeborenes Kind für eine sehr lange Zeit getrennt und sind je nach Krankenhaus an feste Besuchszeiten gebunden (Vandenberg/Hanson 2013: 69). Beide Elternteile erleben durch die lange Zeit auf einer neonatologischen Intensivstation einen starken Wechsel von positiven aber auch negativen Gefühlen (Krasnitzer-Leitner 2019: 23). Diese Emotionen aber auch der Gedanke an eine ungewisse Zukunft mit ihrem Baby, stellt sie vor eine erhebliche Bewältigungsaufgabe (Krasnitzer-Leitner 2019: 23). Außerdem kann ein Aufenthalt auf der Intensivstation für viele Familien eine große Belastung darstellen, wenn bereits Geschwisterkinder

---

1 Dieser Beitrag ist ein überarbeiteter Auszug aus der BA-Arbeit von Sonja Scharpf.

https://doi.org/10.1515/9783110735857-003

auf der Welt sind (Krasnitzer-Leitner 2019: 23). Darüber hinaus stellt das Umfeld einer neonatologischen Intensivstation für viele Eltern ein erhöhtes Stress-Level dar (Binter 2019: 76). Denn die Atmosphäre der vielen technischen Geräte wirkt zusätzlich beunruhigend und schränkt das Vertrauen in die eigenen elterlichen Fähigkeiten ein (Brisch 2011: 125). Zudem können folgenschwere medizinische Entscheidungen, langfristige Aufenthalte auf einer Intensivstation und der Gedanke an eine ungewisse Zukunft die Familie sehr unter Druck setzen (Frenzel 2009: 4). Des Weiteren ist es für viele Eltern sehr schwer zu akzeptieren, dass sie die Verantwortung ihres eigenen Kindes in fremde Hände legen müssen und sie selbst nur wenig zu der Versorgung beitragen können (Vandenberg/Hanson 2013: 70). Sie durchleben daher eine Bandbreite an Gefühlen – bestehend aus Kummer, Sorge um das eigene Kind sowie Verärgerung bis hin zur Dankbarkeit gegenüber dem stationären Team (Vandenberg/Hanson 2013: 72). Die Mutter und der Vater empfinden Zuversicht, wenn es ihrem Baby gut geht, im Gegenzug aber auch ein Gefühl von Verzweiflung, wenn sich der Zustand verschlechtert (Vandenberg/Hanson 2013: 72 f.). „Die Wechselhaftigkeit des Zustandes des Kindes lässt viele Eltern diese Zeit als eine emotionale Achterbahn erleben." (Kobus 2018: 51) Diese Höhen und Tiefen an Gefühlen können sich zu einer großen Belastung entwickeln (Vandenberg/Hanson 2013: 73).

Die Zeit unmittelbar nach einer Frühgeburt und der damit verbundene Aufenthalt auf einer Intensivstation kann Mütter sowie Väter schwer traumatisieren (Hoehl 2020: 227). Viele der Eltern fühlen sich hilflos, da sie das Leben ihres Kindes in die Verantwortung anderer Menschen legen müssen (Ludwig-Körner 2013: 51). Die Konsequenzen dieser Gefühle und die Traumatisierung werden im Klinikalltag häufig bei dem Personal unter den Begriffen „schwierige Eltern" oder „schwierige Familien" (Hoehl 2020: 227) gefasst und nicht näher ergründet (Hoehl 2020: 227). „Manche Eltern lassen das Ausmaß ihrer tief reichenden Verunsicherung oder Verzweiflung auf den ersten Blick überhaupt nicht erkennen." (von der Wense/Bindt 2013: 80) Meist begegnen sie dem Klinikpersonal mit zunehmenden Ansprüchen und einem erhöhten Maß an Kontrolle gegenüber den einzelnen Teammitgliedern. Diese Verhaltensweisen, die Eltern dem Team der neonatologischen Intensivstation entgegenbringen, stellen das Personal vor große Herausforderungen (von der Wense/Bindt 2013: 80). Dabei ist gerade hier das Verständnis des neonatologischen Teams gefragt, um traumatische Erfahrungen bei Kindern und ihren Familien in Kliniken rechtzeitig zu bemerken (Hoehl 2020: 229). Daher ist es wichtig, ein gutes Verhältnis zu den Eltern aufzubauen und sie über den Zustand des Kindes sowie über die Gegebenheiten auf einer Intensivstation zu informieren. Zusätzlich sollten Eltern die Möglichkeit für Gespräche und Gefühlsäußerungen angeboten bekommen (Hoehl 2020: 229).

Traumatische Erlebnisse, wie beispielsweise die Geburt oder auch der lange Aufenthalt auf einer Intensivstation führen heutzutage zu einer hohen elterlichen Inanspruchnahme psychologischer Hilfen (Holtschlag 2020: 230). „Das Gefühl, seinem Kind in einer schwierigen Situation nicht beistehen zu können und es auf dem Flur schreien zu hören, ist Berichten vieler Eltern zufolge traumatisch." (Holtschlag 2020: 231) Sie fühlen sich hilflos, schuldig, sind resigniert und verzweifelt (Kobus

2018: 51). Häufig reagieren vor allem die Mütter mit einer erhöhten Emotionalität sowie Feinfühligkeit (von der Wense/Bindt 2013: 81). „Biologisch gesehen sind Mutter und Kind bestens ausgerüstet, dass dieser Bindungsprozess, der bereits in der Schwangerschaft beginnt, unmittelbar nach der Geburt seine Intensivierung und Festigung findet." (Untersteiner 2019: 184) Doch die Mutter eines Frühgeborenen erlebt den zu frühen Abschluss ihrer Schwangerschaft in einer Zeit, in der sie erst angefangen hat, die Schwangerschaft zu realisieren, um eine Bindung zu ihrem Kind aufzubauen (Huter 2004: 64). „Die innerliche Loslösung vom Kind ist noch nicht vollzogen." (Huter 2004: 64) Dies hat die Auswirkung, dass die Mutter sowohl auf das Ende ihrer Schwangerschaft als auch auf Geburt nicht vorbereitet ist (Huter 2004: 64). Die Frau fühlt sich schuldig, dass ihr Körper den biologischen mütterlichen Ansprüchen nicht gerecht wird (Huter 2004: 66). Sie setzt sich mit vielen Emotionen auseinander und fühlt sich für die zu frühe Geburt ihres Kindes verantwortlich (Ludwig-Körner 2013: 50 f.). Außerdem können Versagensängste bei der Mutter ausgelöst werden, da diese möglicherweise aufgrund der Schmerzen, die sie in der ersten Zeit nach der Geburt hat, ihr Kind nicht besuchen kann (Kobus 2018: 40). Aber auch die Väter sind mit der Frühgeburtlichkeit konfrontiert und werden vor besondere Herausforderungen gestellt (Binter 2019: 76). Für sie hat sich ebenfalls sehr viel verändert. Zu der Besorgnis um das eigene Kind stehen sie ihrer Frau emotional zur Seite und müssen familiären sowie beruflichen Verpflichtungen nachgehen. Dies erfordert viel Durchhaltevermögen der Väter (Binter 2019: 76).

Aufgrund dessen, dass die Eltern auf einer neonatologischen Intensivstation in ihrem Handeln beschränkt sind, fühlen sich diese mit den gegebenen Umständen hilflos und sehr belastet (Gross-Letzelter/Baumgartner 2010: 124). Zudem kann die akute Traumatisierung der Mütter und Väter durch die Frühgeburtlichkeit ihres eigenen Kindes die Interaktionen zueinander beeinträchtigen (Brisch 2011: 133).

Zusammenfassend ist anzumerken, dass Mütter sowie Väter diversen sehr starken Belastungsfaktoren durch die zu frühe Geburt ihres Kindes ausgesetzt sind. Um dem Elternpaar mit ihrem Frühgeborenen helfen zu können, ist eine angemessene neonatologische Betreuung von einem multiprofessionellen Team von erheblicher Bedeutung.

Franziska Baur

Frühgeburt als kritisches Lebensereignis

Angesichts der hohen Belastungen, denen Eltern aufgrund einer erlebten Frühgeburt ausgesetzt sind, wird die besondere Gefährdung der psychischen Gesundheit deutlich.[1] Es wird nachfolgend aufgezeigt, dass die Frühgeburt zu den kritischen Lebensereignissen zählen kann. Im folgenden Kapitel liegt dabei der Fokus auf den betroffenen Frauen.[2] Die psychische Gesundheit der Mütter ist nicht nur wichtig für sie selbst, sondern diese trägt wesentlich zu der Entwicklung des Kindes in allen Bereichen bei (Sanger et al. 2015: S.147).[3]

1 Kriterien für ein kritisches Lebensereignis

Mit kritischen Lebensereignissen werden in unserer Gesellschaft Assoziationen verbunden, welche eher negativ konnotiert sind. Das Leben einer Frau, deren Kind zu früh geboren wird, ändert sich dadurch plötzlich und wird von diesem Ereignis vollkommen beherrscht (Filipp/Aymanns: 2018: 27 f.). Der etymologische Ursprung „krinein" (Filipp/Aymanns: 2018: 27 f.) beschreibt die Krise als ein einschneidendes Erlebnis. In diesem Sinne ist die Krise ein „Wendepunkt" (Filipp/Aymanns 2018: 28) im bisherigen Leben der betroffenen Person, welches mit einer großen Ungewissheit über die Entwicklung und den Ausgang verbunden ist und sich somit in einem Zustand des vollkommenen Ungleichgewichts auf allen Ebenen äußert (Filipp/Aymanns 2018: 28).

Filipp und Aymanns definieren als Grundmerkmal kritischer Lebensereignisse einen weitestgehenden Verlust des „Person-Umwelt-Passungsgefüges" (Filipp/Aymanns 2018: 27), das sich in einem Ungleichgewicht dessen darstellt. Die Frühgeburt ist ein einschneidendes Erlebnis, welches im ursprünglichen Plan des Lebens nicht vorgesehen ist und in keinem Vergleich zu anderen belastenden Ereignissen steht. Ein Zeichen dafür, dass das Passungsverhältnis der Mutter aus dem Gleichgewicht gebracht wird, stellt die Ungewissheit der Zukunft für das frühgeborene Kind und für die Mutter dar (Filipp/Aymanns 2018: 58). Auch die subjektiven Theorien und Überzeugungen, welche jede Person über sich selbst und ihre Umgebung aufgestellt hat, werden in ihren Grundfesten in Frage gestellt. Die natürliche Sicherheit, dass es in der Welt gerecht zugeht, kann den Frauen durch die Frühgeburt genommen werden. Die

---

1 Dieser Beitrag ist ein überarbeiteter Auszug aus der BA-Arbeit von Franziska Baur.
2 Aus diesem Grund wird in diesem Abschnitt mehrheitlich die weibliche Geschlechtergruppe angesprochen und zudem eine neutrale Schreibweise verwendet.
3 Als Ausgangs- und Basisliteratur wird das Buch „Kritische Lebensereignisse und Lebenskrisen" von Sigrun-Heide Filipp und Peter Aymanns (2018) verwendet, da es einen breiten und fundierten Kenntnisstand zu den bisherigen Forschungsergebnissen dieser Thematik bietet.

https://doi.org/10.1515/9783110735857-004

Frage, „warum trifft es gerade mich?" obwohl die betroffene Frau vielleicht alle Risikofaktoren in der Schwangerschaft vermieden hat, ist groß und erdrückend. Die oftmals erlebten Schuld- und Schamgefühle bei einer Frühgeburt[4] können das eigene Selbstbild und den eigenen Selbstwert negativ beeinflussen und somit das Kritische an dem Ereignis Frühgeburt ausmachen. Nicht zuletzt sind die intensiven negativen Emotionen, die durch dieses Lebensereignis ausgelöst werden, ein ausschlaggebendes Kennzeichen für kritische Ereignisse (Filipp/Aymanns 2018: 59).

Zudem zeigt sich die Frühgeburt als ein „non-normatives Ereignis" (Filipp/Aymanns 2018: 55 f.), welches ein Lebensereignis kritisch werden lässt. Die Geburt eines Kindes ist zunächst meist ein positiv assoziiertes Ereignis, welches sich in einem bestimmten Zeitraum abspielt. Somit sind die Schwangerschaft und die Geburt ein zeitlich begrenztes Ereignis und lassen sich aufgrund dessen als ein normatives Ereignis einordnen (Filipp/Aymanns 2018: 47 f.). Durch die Frühgeburt entwickelt sich das normative Ereignis in ein non-normatives, da die Geburt abrupt eintritt, sowie in den meisten Fällen nicht vorhersehbar ist und die Vorbereitungszeit, im Gegensatz zu einer termingerechten Geburt, unmittelbar gering ist oder ganz wegfällt.[5] Der negative Effekt wird durch diese Gegebenheiten verstärkt. Wenn non-normative Ereignisse nicht zu sozialen und biologisch vorbestimmten Zeitpunkten eintreten, können diese auch als sogenannte „off-time Ereignisse" (Filipp/Aymanns 2018: 56) bezeichnet werden, die sich negativ auf den weiteren Lebensverlauf der Betroffenen ausüben können (Filipp/Aymanns 2018: 55 f.).

2 Stressoren bei einer Frühgeburt

Des Weiteren kann die Frühgeburt als kritisches Lebensereignis über die Stressforschung erschlossen werden. Das Erleben von Stress wird durch Geschehnisse ausgelöst, welche das körperliche, soziale oder psychische Wohlbefinden bedrohen können. Dabei muss an dieser Stelle ergänzt werden, dass Stress zunächst einen positiven Zustand darstellt, um das eigene Leben und Wohlbefinden abzusichern (Kalisch 2017: 43 f.). Um kritische Lebensereignisse aus stresstheoretischer Sicht beschreiben zu können, muss sich jedoch in der folgenden Erarbeitung der Stressbegriff auf die negativen Folgen konzentrieren. Die oben genannten Geschehnisse werden als „Stressoren" (Kalisch 2017: 43) bezeichnet. Es fallen, meist unvorhergesehen, Ressourcen weg, die zur Kompensation des Stresses beitragen oder die vorhandenen Ressourcen können nicht umgesetzt werden. Dies ist wiederum auch bei kritischen Lebensereignissen der Fall (Filipp/Aymanns 2018: 40 ff.). Jedoch muss beim Erleben von Stress der Fokus auf das subjektive Belastungslevel der betroffenen Person gelegt werden. Kritische Lebensereignisse zählen aus stresstheoretischer Perspektive zur Gruppe der

---

4 Vgl. Kapitel Psychische Belastungen der Eltern von Sonja Scharpf.
5 Vgl. Kapitel Psychische Belastungen der Eltern von Sonja Scharpf.

Stressoren. Dabei können sie von weiteren Stressoren aufgrund der zeitlich befristeten Belastung abgegrenzt werden (Filipp/Aymanns 2018: 40). Jedoch ist noch zu beachten, dass sich kritische Lebensereignisse auch zu Alltagsstressoren, einer anderen Art von Stressor, weiterentwickeln können. Durch die möglicherweise zukünftigen Einschränkungen des Frühgeborenen sind auch Mütter in weiteren Lebensbereichen davon betroffen.[6] Dadurch kann sich eine Frühgeburt zu einem dauerhaften Stressor für die Mütter entwickeln (Bengel/Lyssenko 2012: 33). Kritische Lebensereignisse gehören zu den psychosozialen Ursachen, welche zur Erhöhung der Vulnerabilität beitragen und dadurch in Kombination mit weiteren Faktoren zu einer psychischen Krise führen können, die sich ggf. in einer psychischen Erkrankung manifestiert (Hammer/Plößl 2017: 16 f.). Eine Frühgeburt kann als eine Art Stressor die Vulnerabilität der Frauen negativ beeinflussen und somit aus dieser Betrachtungsweise zu den kritischen Lebensereignissen zählen (Hammer/Plößl 2017: 16 f.).

Seery et al. (2010: 1030 ff.) stellten fest, dass die Wahrscheinlichkeit an psychischen Krankheiten zu leiden sinkt, wenn eine Person eine geringe Anzahl an kritischen Lebensereignisse erfährt. Hingegen erhöht sich aber bei zunehmender Anzahl solcher Ereignisse die psychische Vulnerabilität wieder. Das Ergebnis zeigt u. a., dass kritische Lebensereignisse nicht nur negativ betrachtet werden können, sondern dass in diesen auch Potential für die betroffenen Personen liegen kann. Zudem stellt sich hierbei die Frage, welche Faktoren die psychische und gesundheitliche Stabilität bedingen (Seery et al. 2010: 1033 f.). Der dargelegte stresstheoretische Ansatz beleuchtet eine einseitige pathogene Sichtweise auf kritische Lebensereignisse. Die pathogene Sichtweise bedeutet, dass der Fokus auf der körperlichen und psychischen Krankheitsentstehung liegt, die durch kritische Lebensereignisse zu einem gewissen Teil mitverursacht werden (Bengel/Lyssenko 2012: 14).

3 Subjektive Bewertungen und Deutungen als zentraler Aspekt kritischer Lebensereignisse

Neben den genannten Merkmalen und Erklärungen ist es von großer Bedeutung, dass kritische Lebensereignisse immer einer subjektiven Bewertung unterliegen und jeweils individuell angesehen werden müssen. Denn nicht jedes kritische Lebensereignis bedeutet dieselbe Herausforderung und Anforderung für alle anderen Individuen (Filipp/Aymanns 2018: 59). Der Begriff muss im Kontext aller positiven und negativen Eigenschaften, Merkmale, Fähigkeiten sowie sozialen und biologischen Bedingungen der Person betrachtet werden und gilt deshalb als relational (Filipp/Aymanns 2018: 67). Die Bewertung, wie kritisch sich die Frühgeburt für eine betroffene Frau darstellt, ist somit abhängig von deren subjektiven Bewertungen und Deutungen (Filipp/Aymanns 2018: 41). Unter diesem Vorgang verstehen Filipp und Aymanns

---

6 Vgl. Kapitel Informationen zu Frühgeburt und Frühgeborenen von Sonja Becker.

(2018) die „subjektiven Bewertungs- und Deutungsprozesse" (Filipp/Aymanns 2018: 59) einer jeden Person. Dieser Prozess gründet nach Lazarus (2006: 60) auf die Bedeutsamkeit des bedrohten Zieles oder das Bedürfnis für die betroffene Person. Es spielt das Potenzial der Bewältigung eine Rolle, welche durch die zur Verfügung stehenden Ressourcen bestimmt wird (Lazarus 2006: 58). Auf dieser Grundlage aufbauend stellt Kalisch (2017: 100) die Bewertungstheorie vor, indem das bedrohte wichtige Ziel oder Bedürfnis der Person beeinflusst wird von dem Ausmaß und der Art der Bedrohung, sowie deren Wahrscheinlichkeit und dem Bewältigungspotenzial. Kalisch (2017: 97) ergänzt zusätzlich, dass insbesondere dem Kontext, in welchem sich das kritische Lebensereignis ereignet, eine wichtige Rolle bei der Bewertung des Ereignisses zukommt.

4 Abgrenzung kritisches Lebensereignis und Traumata

Ein kritisches Lebensereignis ist ein lebensveränderndes Ereignis sowie eine Herausforderung für die psychische Stabilität (Wettstein 2016: 28). Manche dieser kritischen Lebensereignisse sind in der subjektiv wahrgenomm Intensität so heftig und schwer, dass diese als traumatische Erfahrungen klassifiziert werden können. Sie wirken sich dabei auch auf das weitere Leben in nachhaltiger Weise aus, da die Betroffene sie als extreme Bedrohung für die eigene Existenz oder die Existenz einer für sie wichtigen Person einordnet (Filipp/Aymanns 2018: 40, 56). Bei der Frühgeburt ist insbesondere das Leben des eigenen Kindes bedroht[7] und kann sich deshalb als traumatisches Ereignis für die Frauen darstellen, wenn sie dieses wiederum als solches bewerten. Kritische Lebensereignisse und Traumata grenzen sich somit durch die individuellen, subjektiven Bewertungen der Betroffenen voneinander ab (Bengel/Lyssenko 2012: 31 f.).

---

7 Vgl. Kapitel Psychische Belastungen der Eltern von Sonja Scharpf.

Sonja Scharpf
Neonatologische Betreuung

„Eine neonatologische Intensivstation ist ein sehr besonderer Ort" (von der Wense/ Bindt 2013: 13). Die Neonatologie beschreibt einen bedeutsamen Bereich der Kinderheilkunde[1], welche sich mit der Versorgung von zu früh- sowie termingeborenen Kindern befasst (Gwuzdz/Zimmermann 2019: 85). Denn exakt an solch einem Ort müssen sich zahlreiche Menschen mit einer Vielzahl von Gefühlen auseinandersetzen und diese bewältigen (von der Wense/Bindt 2013: 13). Laut Müller-Rieckmann (2020: 7) hat sich die neonatologische Intensivmedizin zu dem wichtigsten Fachgebiet der Pädiatrie in der klinischen Versorgung entwickelt.

Zu Beginn des 20. Jahrhunderts gab es keine Grundsätze sowie Leitfäden, inwieweit frühgeborene Kinder in Krankenhäusern versorgt werden (Bundesverband „Das frühgeborene Kind" 2020: 13). Zu diesen Zeiten überlebte nur eine geringe Anzahl an Frühgeborenen (Bundesverband „Das frühgeborene Kind" 2020: 13). 1939 entstand die erste neonatologische Station in einem amerikanischen Krankenhaus (Bundesverband „Das frühgeborene Kind" 2020: 14). Über die Jahre hinweg hat sich dieses Fachgebiet fortdauernd weiterentwickelt, um das Leben von Frühgeborenen zu verbessern und zu schützen (Gwuzdz/Zimmermann 2019: 85). Da sich seit 1970 deutschlandweit ein zunehmendes Netzwerk zur Versorgung von Frühgeborenen gebildet hat, konnten viele weitere Stationen, die sich auf die Versorgung von frühgeborenen Kindern spezialisiert haben, daraus resultieren (Bundesverband „Das frühgeborene Kind" 2020: 10). In diesem Jahr wurden auch die ersten qualifizierten Beatmungsgeräte zur Atemunterstützung von Frühgeborenen etabliert (von der Wense/Bindt 2013: 26). „Mit den Fortschritten dieser Medizin hat die Säuglingssterblichkeit in Deutschland kontinuierlich von etwa 25/1000 in den 1970er-Jahren auf heute 4 pro tausend Lebendgeborene abgenommen." (von der Wense/Bindt 2013: 26)

Um eine Weiterentwicklung auf einer neonatologischen Intensivstation zu erzielen, bedarf es eines qualifizierten multiprofessionellen Teams (Berger 2019: 37). Eine Vielzahl an verschiedenen Fachgebieten sowie Expert(inn)en aus unterschiedlichen Berufen arbeiten dort zusammen (Berger 2019: 37). Somit werden Pflegefachpersonen, Ärztinnen und Ärzte, psychologische Hilfen, Physiotherapeut(inn)en, Geburtshelfer(innen) sowie viele weitere Instanzen zu den wichtigsten Ansprechpersonen für Eltern von frühgeborenen Kindern (Berger 2019: 37). Um ein Frühgeborenes adäquat versorgen zu können, ist es von großer Bedeutung, dass sich das Klinik-Personal ein vielfältiges Wissen in diesem Bereich aneignet und sich mit den technischen Geräten, an denen ein Kind auf einer neonatologischen Intensivstation angeschlossen ist, auseinandersetzt (Gwuzdz/Zimmermann 2019: 85). „Das frühgeborene Kind verlässt den schützenden Körper seiner Mutter mit unreifen Organen, die noch nicht auf ein

---

1 Dieser Beitrag ist ein überarbeiteter Auszug aus der BA-Arbeit von Sonja Scharpf.

https://doi.org/10.1515/9783110735857-005

selbstständiges Leben vorbereitet sind." (Müller-Rieckmann 2020: 7) Um das Leben des Kindes schützen sowie retten zu können, werden diese wichtigen Organfunktionen durch intensivmedizinische Maßnahmen stabilisiert (Müller-Rieckmann 2020: 7). Den zu frühen Start in das Leben verbringt das Baby zu Beginn der stationären Versorgung in einem sogenannten Inkubator (Müller-Rieckmann 2020: 24). Dieser Inkubator, der als Brutkasten definiert wird, hilft dem Frühgeborene bei der Wärmeregulation, um einem Wärmeverlust entgegenzuwirken (Müller-Rieckmann 2020: 24). Mithilfe von geeigneten Lagerungsmaterialien werden die Kinder in dem Inkubator gelagert, sodass sie sich wohl sowie geschützt fühlen und eine Begrenzung erfahren können, die sie normalerweise im Mutterleib spüren würden (Wüsthof/Böning 2005: 59). Außerdem kann der Brutkasten als „Ersatzgebärmutter" (Müller-Rieckmann 2020: 24) bezeichnet werden. Um das Frühgeborene vor Lärm und vielen weiteren Störfaktoren zu schützen, wird das Konzept des „Minimal Handlings" (Müller-Rieckmann 2020: 24) seitens des medizinischen sowie pflegerischen Fachpersonals angewendet. Minimal Handling wird definiert als ein „koordiniertes, ruhiges Handeln mit dem Ziel, Manipulationen am und mit dem Patienten zur Vermeidung von Stress und Überstimulation zu reduzieren und notwendige Ruhezeiten zu gewähren" (Pschyrembel 2021). Denn in der Versorgung von Frühgeborenen ist es wichtig, für eine wohltuende Atmosphäre zu sorgen (Bittmann 2010: 80). Das Kind sollte somit keiner Belastung, keinem Lärm, wenig Anspannung und geringfügigen Lichteinflüssen ausgesetzt sein (Bittmann 2010: 80). Die Hauptaufgaben in der Pflege von Frühgeborenen umfassen die pflegerische Versorgung des Kindes, die Atemunterstützung mithilfe einer maschinellen Beatmung, die Gabe von vielfältigen Medikamenten sowie Infusionen, den vorsichtigen Aufbau der Ernährung mit Muttermilch oder industriell hergestellter Säuglingsmilch über eine Sonde, die in den Magen gelegt wird, die ersten Trinkversuche an der Brust der Mutter oder mit der Flasche und vieles mehr (Kraschl 2019: 64). Über eine sehr lange Zeit erhalten frühgeborene Kinder ihre Nahrung über eine Magensonde, da ihr zu früher Start in das Leben eine sogenannte „Trinkschwäche" (Wüsthof/Böning 2005: 60) begünstigt und sie nur sehr unkoordiniert trinken können. Dieser Trinkschwäche wird mit einem Trinktraining entgegengewirkt, durch welches sie mit der Zeit an das Saugen an der Brust oder an die Flasche gewöhnt werden (Wüsthof/Böning 2005: 60). Um auf Anomalien der Vitalparameter von Frühgeborenen, die über einen Monitor gemessen werden, fachgerecht reagieren zu können, müssen Pflegekräfte diese Veränderungen schnell erkennen (Gwuzdz/Zimmermann 2019: 86). Mithilfe dieses Monitors können die Herzfrequenz, die Sauerstoffsättigung, der Blutdruck und die Atemfrequenz überwacht werden (Wüsthof/Böning 2005: 40 f.).

Sobald die Eltern eines frühgeborenen Kindes die Umgebung einer Intensivstation realisieren, zeigt sich tiefe Erschütterung, da sie mit der akuten Situation nicht gerechnet hatten. Um den Eltern in dieser Zeit Halt geben zu können, ist es sehr wichtig, dass diese in die Versorgung ihres Babys integriert werden (Wüsthof/Böning 2005: 33). Die aktive Mithilfe steigert die Kompetenz und das Vertrauen der Eltern in sich selbst, was sich förderlich auf die Beziehung zueinander auswirken. Aus diesem Grund ist es essentiell, dass die Mutter und der Vater regelmäßig ihr Kind in der Klinik auf der

Station sehen sowie berühren können (Wüsthof/Böning 2005: 33). Sie sollen bei den täglichen pflegerischen Tätigkeiten angeleitet werden, sodass sie nach einiger Zeit sämtliche Aufgaben fast selbstständig durchführen können (Wüsthof/Böning 2005: 34). In der sehr zeitintensiven Arbeit mit frühgeborenen Kindern ist die Kommunikation mit den in der Regel gesprächsbedürftigen Eltern ebenfalls sehr intensiv (Wüsthof/Böning 2005: 45). Um diesem hohen Gesprächsbedarf gerecht zu werden, sind die Motivation zur Empathie, ausreichend Zeit und ein grundlegendes psychologisches Verständnis von großer Bedeutung (Gwuzdz/Zimmermann 2019: 85).

Elisabeth Fay, Laura Gerken, Sonja Kollmar, Regina Thalhammer, Andrea Windisch

Pflegerische Versorgungsmethoden speziell für Frühgeborene unter Einbindung der Eltern am Beispiel von NIDCAP®

Frühgeborene reagieren sehr empfindlich auf ihre Umgebung und die Versorgung.[1] Zudem sind Frühgeborenen-Eltern während der Klinikzeit stark belastet. In diesem Beitrag wird ein Konzept vorgestellt, das besonders sensibel auf die besondere Situation von Frühgeborenen eingeht, die Eltern bei der Versorgung des Frühgeborenen miteinbezieht und das Pflegepersonal als Begleiter der Eltern betrachtet.

1 Grundlagen des NIDCAP®-Konzepts

Das Konzept NIDCAP® („Newborn Individualized Developmental Care and Assessment Program" Als/McAnulty 2011: 288) wurde von der Neuropsychologin Prof. Heidelise Als an der Universität Boston (USA) für die intensivmedizinische Betreuung von frühgeborenen Kindern entwickelt. Bei frühgeborenen Kindern wird die intrauterine Entwicklung vorzeitig abgebrochen und die Reifung des Kindes muss außerhalb des Uterus fortgesetzt werden. Die extrauterinen Bedingungen sind allerdings nicht optimal, weshalb es zu verschiedenen gesundheitlichen Beeinträchtigungen kommen kann.

Ziel des NIDCAP®-Konzepts ist es, den frühgeborenen Kindern trotz der suboptimalen Bedingungen durch die Frühgeburt eine weitestgehend nachteilsfreie Entwicklung zu ermöglichen. Kennzeichen des ganzheitlichen Konzepts sind die Entwicklungsförderung, die Familienzentrierung und die individuelle Betreuung, um die Stress erzeugenden Faktoren auf ein Minimum zu reduzieren und die physiologische Entwicklung bestmöglich zu fördern (Tesch 2011: 59).

Dabei spielen der Umgang durch Hautkontakt sowie die intensive Elternintegration eine besondere Rolle (Als/McAnulty 2011). Im diesbezüglichen Trainingsprogramm führt Als als Schwerpunkte außerdem die angemessene physische Umgebung im Intensivbereich, die Abstimmung von medizinischen und pflegerischen Interventionen der Situation von Kind und Familie angemessen sowie die Unterstützung durch ein multiprofessionelles Team an, wie z.B. Physiotherapeut(inn)en, Sozialarbeiter(innen) und die Ernährungsberatung (Als 2017: 5).

---

1 Dieses Kapitel wurde ohne Änderungen aus dem Buch Frühchen im Lebenslauf und Soziale Arbeit von 2017 übernommen.

https://doi.org/10.1515/9783110735857-006

Als (1982) stellt zunächst die Entwicklung sowie die Entwicklungs- und Regulationsfähigkeit des kindlichen Systems in den Vordergrund ihrer Modellentwicklung, NIDCAP® betont in der Folge jedoch stärker die Ergebnisse und schlägt somit eine naturwissenschaftliche bzw. neurowissenschaftliche Perspektive ein (Als et al. 1986; Als et al. 2012).

Der philosophische Aspekt kommt neben der systemtheoretischen Grundlegung im Konzept des „Lesens des Frühgeborenen" zum Tragen: Im Lesen des Frühgeborenen und im Vertrauen in die Bedeutsamkeit seines Verhaltens begründet sie ein beziehungsbezogenes, kollaboratives Rahmenkonzept. Kinder und ihre Familien werden als kontinuierlich ihre Entwicklung strukturierende und koregulierende Systeme gesehen. Im Lesen des Frühgeborenen zeichnet sich implizit eine Haltung ab, auch wenn es sich explizit auf beobachtbares Verhalten anhand eines Bewertungsverfahrens bezieht (Als 1999).

Neuere Studien zur Umsetzung von NIDCAP® betonen die Ergebnisse und sprechen teilweise von „philosophy", allerdings eher im Sinne eines Konzepts/einer Handlungsanleitung, weniger im Sinne einer Haltung (Sizun et al.2010/Pierrat et al. 2012). Legendre et al. (2011) verstehen NIDCAP® als anpassbares Verfahren und als eine Philosophie individualisierter entwicklungsfördernder Pflege, welche auf Intensivstationen angewendet wird. Implizit weist NIDCAP® in der Literatur sowohl inhaltliche als auch begriffliche Bezüge zur Philosophie auf; eine Bearbeitung unter philosophischer Perspektive fehlt jedoch.

Über die Wirksamkeit von NIDCAP® besteht bislang keine umfassende Evidenz. Verhaltensänderungen oder nicht standardisierbare Interventionen wie die Umgebungsgestaltung oder Beziehungen entziehen sich der Erforschbarkeit im Rahmen randomisiert kontrollierter Studien. Über Einzelaspekte von NIDCAP® wurden Studien durchgeführt, die positive Ergebnisse, vor allem auch im Bereich des Vertrauens und der Elternkompetenz, aufweisen (Als/McAnulty 2011: 11). Indirekt allerdings lassen sich Hinweise auf die Bedeutsamkeit von NIDCAP® aus den schädigenden Effekten konventioneller Neugeborenenintensivstationen und ihrer Umgebungsbedingungen auf die Frühgeborenen ableiten. Zudem haben Neurophysiologie und Verhaltensforschung Erkenntnisse zur frühkindlichen Entwicklung hervorgebracht, die Schlüsse auf die natürlichen Bedürfnisse von Frühgeborenen zulassen (Als/McAnulty 2011: 2). Vor allem den Aspekten der Lebensqualität von Frühgeborenen sowie der Koregulation von Eltern und Kindern müsste sich künftige Forschung widmen, zumal neurologische Erkenntnisse das Verständnis für die Entwicklung Frühgeborener erweitert haben, sodass man ihnen heute die Fähigkeit zur Selbstregulation zuspricht und die Eltern als primäre lebenslange Koregualtoren ansieht (Als/McAnulty 2011: 1 f.).

Der von Heideliese Als entwickelte Ansatz wird seit etwa drei Jahrzehnten in den USA angewendet (Rist 2011: 254), in Deutschland ist er kaum bekannt (Rist 2011: 257).[2]

---

2 Das Kapitel Family and Infant Neurodevelopmental Education – Ausbildungsprogramm zur Schu-

In diesem Beitrag wird eine Umsetzung dieses Konzepts im Salzburger Landeskrankenhaus dargestellt.

2 Umsetzung von NIDCAP®

In den Kapiteln 2.1 bis 2.6 werden die einzelnen Aspekte von NIDCAP® genauer betrachtet.[3]

2.1 Sinneswahrnehmungen

Obgleich frühgeborene Kinder nicht komplett entwickelt sind, reagieren sie empfindlich auf Reize. Im Rahmen des NIDCAP®-Konzepts wird dieser Ressource daher besondere Aufmerksamkeit geschenkt (Als/McAnulty 2011). Berührung und Ernährung spielen dabei eine wichtige Rolle. Besondere Bedeutung im Bereich der Sinneswahrnehmung hat der Geruchssinn. Dieser ist bereits ab der 25. SSW ausgeprägt, sodass sich das frühgeborene Kind an den Geruch der Mutter erinnern kann (Zeilen 140 ff.).[4] Diesen bringt die Expertin mit dem Gefühl der Geborgenheit in Verbindung (Zeilen 144 ff.). Bekannter Geruch und Geschmack würden sich für das Kind auch bezüglich der Muttermilch wiederholen (Zeilen 131 ff.). Vergleichbar ist dies mit der akustischen Wiedererkennung hinsichtlich der mütterlichen Stimme (Zeilen 151 ff.). Diese Vertrautheit mit Geruch und Stimme sei darüber hinaus wesentlich notwendig für die Weiterentwicklung des Kindes. „[...] Wenn ich im kompletten Nichts und in der Fremde bin und nichts kenne, dann bin ich ja verloren und dann schließ ich mich ab und dann mach ich keine Entwicklung."[5] (Zeilen 151 ff.)

Im Bereich des Sehens ist die Studienlage noch lückenhaft (Zeilen 236 ff.). Für die Gestaltung der Umgebung gilt daher die intrauterine Umgebung als Vorbild (Zeilen 240 f.).

---

lung von Fertigkeiten zur entwicklungsfördernden, familienintegrativen Betreuung von Natalie Wetzel geht auf den Bekanntheitsgrad im Jahr 2021 ein. Zudem zeigt er die Wirksamkeit des auf NIDCAP® basierenden FINE- Konzepts auf.

3 Es wurden im Jahr 2015 Expert(inn)eninterviews mit der projektleitenden Oberärztin und einem Pflegeexperten für Intensivpflege DKKS des Landeskrankenhauses Salzburg geführt, welches NIDCAP® in der Praxis umsetzt. Die Interviewaussagen wurden nach dem Erhebungszeitpunkt durch die projektleitende Oberärztin mit zusätzlichen Informationen ergänzt.

4 Die Zeilenangaben beziehen sich auf die unveröffentlichten transkribierten Expert(inn)eninterviews, die im Rahmen eines Masterseminars der KSH München unter Leitung von Prof. Dr. Michaela Gross-Letzelter durchgeführt wurden.

5 Alle Zitate sind wörtlich übernommen.

2.2 Ernährung

Zur entwicklungsfördernden Pflege nach dem NIDCAP®-Konzept gehört für die Expertin die dem Kind angemessene Ernährung genauso wie die Gestaltung der Umgebung (Zeilen 1044 ff.). So werden die Zusammensetzung der Nahrung, der Zeitpunkt und die Form der Nahrungsaufnahme – oral oder per Sonde – individuell an das Kind angepasst (Zeilen 958 ff.). Diese Maßnahmen wurden im Zuge der Einführung von NIDCAP® umgesetzt, sind aber noch nicht in der gesamten Einrichtung üblich. Die Muttermilch wird je nach Bedarf des Frühgeborenen mit Eiweiß, Kalzium und Phosphor angereichert (Zeilen 1048 ff.). Vor NIDCAP® lag der Fokus vor allem auf einer möglichst hohen Trinkmenge, weshalb es zu falschem Ehrgeiz unter den Pflegenden kam (Zeilen 962 ff.). Da man beobachtete, dass die Kinder nach dem Trinken oftmals sehr erschöpft waren (Zeilen 958 ff.), sondiert man die Nahrung heute bedarfsgerecht (Zeilen 967 ff.). „[...] Ich habe nichts davon, wenn ich dem Kind das reinschütte und die Kinder sind nachher wirklich völlig fertig." (Zeilen 964 ff.) Der Expertin ist es darüber hinaus auch wichtig, eine gewisse Reihenfolge einzuhalten. Zuerst soll die Körperpflege durchgeführt werden, danach folgt die Nahrungsaufnahme (Zeilen 976 ff., 981 f.).

2.3 Berührung

Die Haut ist das größte Sinnesorgan (Zeile 623). Ihr kommt besondere Bedeutung zu, da sie mit der Funktion der Begrenzung beziehungsweise Abgrenzung zur Außenwelt auch die Identität eines Menschen stiftet. „[...] Wenn ich meine Grenzen kenne, dann habe ich meine erste Identität." (Zeile 629) Dies erzeugt Sicherheit, was wiederum die Basis für die Weiterentwicklung des Kindes ist (Zeile 692). „[...] Dadurch, dass die Geborgenheit der umgebenden Plazenta wegfällt [...]," (Zeile 647, Zeilen 640 f.) [ist] „die Entwicklung gestört." (Zeile 646) Die Expertin benennt die daraus resultierenden Erkenntnisse in Bezug auf den direkten Kontakt mit dem Kind (Zeilen 614 f.) als „das eigentliche NIDCAP®" (Zeile 649). Dem Kind fehlt die Kraft, diese Grenzen selbst – beispielsweise durch Bewegung – zu erfahren (Zeilen 634 f.) und sich somit auch zu beruhigen (Zeile 688). Wie man das Kind berührt, ihm Grenzwahrnehmung durch Hautkontakt ermöglicht und es dahingehend unterstützt (Zeilen 655 ff.), hat demzufolge entscheidende Auswirkungen auf die Kindesentwicklung. Ein ängstliches Kind kann kaum wahrnehmen, was die Umwelt an Reizen bietet, wenn es ständig erschrickt oder Angst hat (Zeilen 694, 696 ff.).

Als ein Beispiel dafür, wie sich durch NIDCAP® ihre tatsächliche ärztliche Praxis veränderte, benennt die Expertin das Vorgehen bei der Erstuntersuchung eines Kindes:

„[...] Ich hab heute ein Neugeborenes untersucht, und ich mach das nicht mehr wie früher, dass [...] das Neugeborene vor mir nackt da hingelegt wird, damit ich das abhorchen kann" (Zeilen 806–808), „sondern ich untersuche das Neugeborene am ersten Lebenstag, [...] bei der Mama beim Stillen und halte nur das Stethoskop hin, schaue die Hautfarbe an [...]." (Zeilen 810 f.) Sie kann sich heute nicht mehr vorstellen, diese Untersuchung anders durchzuführen (Zeilen 814 f.). Auch aus rein medizinischen Gründen sei das frühere Vorgehen widersinnig und „grauenhaft" (Zeile 826), da das Kind – der Kälte und Fremde ausgesetzt – eine erhöhte Herzfrequenz habe (Zeilen 814 f.). Vor ihrer Weiterbildung in NIDCAP® hat sie dieses Vorgehen nicht infrage gestellt (Zeilen 816 f., 819 f.).

2.4 Einbindung der Eltern

Eine weitere Kategorie im Konzept NIDCAP® bildet die Wertschätzung der Familie. Die Eltern werden soweit wie möglich in die Versorgung ihres Kindes integriert. Hierfür findet bereits, wenn möglich, eine Vorbereitung der Eltern vor der Geburt statt. „[...] Unsere Case-Managerin, die mit einem Köfferchen runtergeht, die Eltern schon mal darauf vorbereitet, wie das aussieht, hat auch ein paar Dinge mit, damit sie ihnen zeigt, damit man nicht so schockiert ist." (Zeilen 606–608)

Es wird deutlich, dass eine offene und wertschätzende Haltung gegenüber den Eltern ein bedeutsamer Bestandteil des Konzepts ist, durch die der Aufbau der Eltern-Kind-Beziehung umfassend gefördert wird. „[...] Wir versuchen, die Eltern maximal zu integrieren und ‚maximal' – das Wort kann man wirklich fett schreiben [...] – weil die Eltern machen es besser wie wir." (Zeilen 328–331) Den Eltern ist es jederzeit möglich, ihr Kind zu besuchen und zu versorgen. Sie erhalten hierfür eine elektronische Eintrittskarte als Schlüssel für die Station. „[...] Also die Eltern haben 24 Stunden Besuchszeit, die haben einen Schlüssel für die Station. Dürfen jederzeit kommen, brauchen nicht läuten und können natürlich jederzeit bei ihrem Kind sein." (Zeilen 28–30)

Auch die Kompetenzen der Eltern werden von Beginn an gefördert. Sie übernehmen soviel wie möglich bei der Versorgung ihres Kindes und gehen so – nach Einschätzung von Pflegeexpert(inn)en – in ihrer Rolle gestärkt als kompetente Eltern nach Hause. „[...] Es hat noch nie Probleme gegeben, und die gehen kompetent nach Hause, weil ich ihnen von der ersten Sekunde an Kompetenz gebe." (Zeilen 729–731) Zwischen den Eltern und den Pflegekräften besteht ein gutes Verhältnis auf Augenhöhe, das von Vertrauen geprägt ist (Zeilen 338–340). Die Pflegekräfte gehen auf die Eltern zu und ermutigen sie, bei der Versorgung mitzuwirken. „[...] Welchen Part die dann übernehmen, [...] da schaut man, welche Bedürfnisse die Eltern haben. Aber die werden bei uns eingeladen, [...] wir rufen die Eltern an." (Zeilen 884–887) Es wird bei der Betreuung der Eltern auf deren individuelle Bedürfnisse geachtet, aber auch die Geschwisterkinder werden in die Betreuung einbezogen. „[...] Die Kinder dürfen auch mit ihren Geschwistern kuscheln, dürfen bei der Betreuung anwesend sein." (Zeilen 584–586) Das Konzept ermöglicht eine ideale Förderung des familiären Systems. „[...] Mama und Papa, Bruder und Schwester, und die haben gekuschelt, die haben gemeinsam die Betreuung gemacht. Ja, so wie es bei der Familie halt auch zu Hause wäre." (Zeilen 596–598)

Das Thema „Macht" wiederum darf in dem Betreuungskonzept keine Rolle spielen. „[...], dass das Kind zu den Eltern gehört und nicht Machtspielchen der Pflegepersonen oder Ärzte [...] nicht Macht ausspielen zu können und den Eltern NIDCAP® verbieten, bei ihren Kindern zu sein." (Zeilen 331–334) Die Eltern sollen sich stattdessen auf der Station erwünscht und wohlfühlen (Zeilen 1069–1071). Hierfür wird versucht, eine Kontinuität in der pflegerischen Betreuung zu gewährleisten. Ein sogenanntes Kernteam (Zeilen 173–174) dient den Familien als erste Ansprechstation. „[...] Da versucht man wirklich, eine gewisse Konstanz einzuhalten, dass die Eltern während des Aufenthalts nicht das gesamte Team kennenlernen, sondern wirklich ein Kernteam betreut die Familien." (Zeilen 166–168)

Für die Eltern ist das Konzept NIDCAP® aus Sicht vom Pflegeexpert(inn)en bereits zu einer Selbstverständlichkeit geworden. „[...] Die kennen nichts anderes, die werden, die sind nur extrem enttäuscht und schockiert, wenn sie verlegt werden. [...] Das ist ganz normal für unsere Eltern." (Zeilen 568–570, 574) Diese intensive Einbindung der Eltern bzw. der Familie bei der Betreuung ihrer Kinder ermöglicht eine problemlose Entlassung (Zeilen 622–624). Nach der Entlassung bricht die Betreuung nicht sofort ab, sondern wird weitergeführt (Zeilen 633–635).

2.5 Betreuung

Der Begriff „Betreuung" im Kontext des Umgangs mit dem Kind und seiner Familie durchzieht das Interview. Die Betreuung kann durch die Pflegekraft allein (Zeile 84) oder mit den Eltern/der Familie bzw. dem NIDCAP®-Professional[6] (Zeilen 95, 895 f., 940–953) und letztlich durch die Eltern/die Familie selbst (Zeile 884), auch interdisziplinär (Zeilen 107, 605), durchgeführt werden und bezieht sich auf den gesamten Prozess von der Vorbereitung bis zur Nachsorge (Zeilen 602–638) und über alle medizinischen Maßnahmen hinweg (Zeilen 946 f.). „[...] Und des rauszukriegen, drum a Philosophie, dass des die Eltern sind, dass die zu ihren Kindern gehören, dass wir nicht nach Zeitplan Betreuungen machen, dass die Ärzte bei uns nicht hingehen und des Kind untersuchen, sondern [es] wird zuerst zu den betreuenden Personen gegangen, Eltern oder zu den Pflegepersonen, die jetzt zuständig sind, ob's jetzt passt." (Zeilen 997–1002) Das Gestaltungselement der Betreuung ist der Uterus; dieses Milieu versucht man nachzuempfinden, indem man den Familien die basalen Dinge wie Kuscheln, Hautkontakt etc. ermöglicht (Zeilen 1047 f.).

Von der konventionellen Betreuung unterscheidet sich die Betreuung mit NIDCAP® durch die Philosophie (Zeilen 684–687). Die konkrete pflegerische Intervention

---

6 NIDCAP®-Professionals sind speziell für das Konzept NIDCAP ausgebildete und zertifizierte Pflegeexpert(inn)en.

ergibt sich aus der Einstellung/der Haltung und dem passenden Zeitpunkt für Kind und Familie (Zeilen 317–342). Sie ist gekennzeichnet durch Integration und Partizipation, „[...] und da versuchen wir auch so empathisch wie irgend möglich mit der maximalen Integration der Eltern dahinzugehen, und des ist die Philosophie." (Zeilen 1013–1015) Insgesamt wird die pflegerische Intervention als Deintensivierung bezeichnet, bei der Zugänge und ähnliche Gerätschaften von Intensivstationen abgebaut werden und stattdessen die Familien da sind und das Kind betreuen und dies besser machen als die Professionellen (Zeilen 791–797).

Die Beziehung zwischen Professionellen, insbesondere der Pflege, und den Patienten bzw. deren Familien basiert auf gegenseitigem Vertrauen (Zeilen 739–743). Dabei spielt es eine wesentliche Rolle, dass Eltern die elektronische Eintrittskarte als Schlüssel zur Station haben, in Eltern-Kind-Zimmern oder in einem Zimmer des Elternrefugiums in der Nähe der neonatologischen Station übernachten können und benachrichtigt werden, wenn die Kinder betreut werden (Zeilen 28–36, 861–887, 316–342). Die Beziehung zwischen Eltern und Kind hat oberste Priorität, ihr werden die Ressourcen in erster Linie zur Verfügung gestellt (Zeilen 556 f.). Dadurch werden auch Limitationen in der Bezugspflege, die sich durch Arbeitszeitregelungen ergeben, reduziert.

Die Pflegebeziehung mit NIDCAP® ist eine Beziehung grundsätzlich maximaler Integration der Eltern bzw. der ganzen Familie einschließlich der Geschwister, getragen von einer Haltung, dass die Eltern die besseren Pflegenden sind (Zeilen 328–342, 582–598, 1012–1017). Die professionell Pflegenden arbeiten so, dass sie sich selbst quasi überflüssig machen und zurückziehen. „[...] Die gehen ganz kompetent nach Hause, und es dauert nicht lange, [dann] können wir die Kinder als Pflegepersonen [...] nicht mehr so betreuen wie die Eltern." (Zeilen 723–725). „[...] Aber des is unser Ziel, alles den Eltern soweit abzugeben." (Zeile 764) Dies setzt eine starke Empathie, ein umfassendes Einlassen auf die Familien, deren individuelle Bedürfnisse und Rhythmen, hohe Selbstreflexion und soziale Kompetenz voraus (Zeilen 861–887). „[...] Wir versuchen, sie da abzuholen, wo sie stehen, des geht bei manchen ganz schnell, wo man selber a bissl, woah, des ist jetzt fast zu schnell für mich jetzt, und nicht für die Eltern, für die passt's ganz genau." (Zeilen 864–867) Das Machtgefälle zwischen Professionellen und Klienten wird aktiv relativiert (Zeilen 332 f., 358), auch dadurch, dass das Kind den Rhythmus vorgibt und grundsätzlich keine von außen gesetzten Ziele zu erfüllen hat (Zeilen 697–718). Dennoch besitzen pflegende Fachpersonen spezialisiertes Wissen und sind mit fachbezogenen Methoden und Instrumenten ausgestattet. Ihnen wird zugestanden, von Standards abzuweichen und in der konkreten Situation individuelle Entscheidungen zu treffen (Zeilen 447–461, 697–718, 918–932).

Die Grundlagen für professionelle Entscheidungen, Umgebungsgestaltung und Handeln basieren auf einer kontinuierlichen Aneignung, gleichsam einem Einleben in die NIDCAP®-Philosophie, wobei alle im Team an einem Strang ziehen (Zeilen 52–71, 1005 f.). Insbesondere die NIDCAP®-Professionals versuchen, die individuelle Sprache des Kindes so zu übersetzen, dass jeder, d. h. Kolleg(inn)en und Eltern, sie verstehen kann (Zeilen 371 f., 389–398). Die Pflege konzentriert sich hier wesentlich auf die Beobachtung des Kindes und das Einlassen darauf, wie das Kind sich zu einem bestimmten Zeitpunkt zeigt. Hinzu kommt die Betreuung zusammen mit der Familie unter strikter Orientierung an den Bedürfnissen und Ressourcen des Kindes sowie NIDCAP® unter Rücksichtnahme auf die Ressourcen, Bedürfnisse und Wünsche der Eltern und Familien (Zeilen 89–95,186–188, 317–342, 697–718). Die Hilfe gegenüber dem Kind wird primär verstanden als eine Unterstützung bei der Selbstregulation und kommt subsidiär zum Tragen, wenn eine solche nicht möglich ist (Zeilen 346–359).

2.6 Bauliche Gestaltung der NIDCAP®-Elemente

Auf Basis dieser theoretischen Grundlagen beinhaltet NIDCAP® u. a. eine Geborgenheit fördernde bauliche Gestaltung. Neben dieser nehmen die Mitarbeiter(innen) eine verantwortungsvolle Rolle ein, indem sie neben diagnostischen Aufgaben wie der Beobachtung auch Beratungs- und Anleitungsaufgaben übernehmen, um Eltern von Beginn an zu integrieren. Im Folgenden werden diesbezüglich Umsetzungsmöglichkeiten und Auffälligkeiten erläutert.

Basierend auf der Annahme, dass die Wahrnehmung der Umgebung und die Vermittlung von Geborgenheit maßgeblich zur Entwicklungsförderung des Kindes beitragen, wurde die bauliche Gestaltung an intrauterine Vorstellungen angepasst. Die Gestaltung der Umgebung nach NIDCAP® nimmt dabei grundsätzlich „[...] auf die Reife des Kindes [...] Rücksicht" (Zeile 884). Dabei spielen vor allem individuelle Lichtverhältnisse sowie die räumliche Nähe zwischen Mutter/Eltern und Kind eine Rolle.

Die befragte Ärztin verweist darauf, dass es noch keine schlüssigen Erkenntnisse zu einer entwicklungsfördernden Lichtanpassung gebe (Zeilen 236 f.), allerdings orientiert sich das Salzburger Landeskrankenhaus an der intrauterinen Umgebung, die „auf jeden Fall dunkel" (Zeile 241) wäre. Trotz eines Augenschutzes (Zeile 279) sei ein „gewisser Lichteinfall" (Zeile 242) aber für die „normale Sehentwicklung" (Zeile 242) notwendig. Auch intrauterin ändert sich die Lichtintensität je nach Tagesverlauf (Zeilen 288 ff.). Um diesen Ansprüchen gerecht zu werden, dimmt das Personal das Licht (Zeilen 246) über stufenweise abzudunkelnde Vorhänge (Zeilen 252 ff.) sowie über Baldachine, die über die Wärmebetten geworfen werden (Zeile 267). Auf ein abgedunkeltes Umfeld achtet man auch, wenn die Mutter das Kind beim „Kangarooing"[7] (Zeile 277) betreut.

Die Räume sind so gestaltet, dass eine „unmittelbare Nähe" (Zeile 182) von Mutter und Kind auf der gleichen Station möglich ist. Ein zum Bett umbaubarer Multifunktionsstuhl im Raum (Zeile 219) bietet der Mutter die Möglichkeit, immer beim Kind

---

7 „Kangarooing", deutsch Känguruen, Körperkontakt, indem das Frühchen auf den Oberkörper der Mutter oder des Vaters gelegt wird (von der Wense/Bindt 2013: 85).

bleiben zu können (Zeilen 222 f.). Nach der Entlassung der Mutter von der gynäko-
logischen Station kann sie oder können die Eltern in einem Zimmer im Elternrefugium
in der Nähe der neonatologischen Station wohnen, solange ihr Kind intensivmedizi-
nisch betreut wird. Dann siedeln sie mit dem Kind in ein Eltern-Kind-Zimmer auf der
Station um und übernehmen dort weitestgehend die Betreuung. Nach Fertigstellung
des Ronald-McDonald-Hauses[8] wird zukünftig die Betreuung in einem dortigen Appartement in der Nähe des Eltern-Baby-Zentrums möglich sein. Die Interviewte beschreibt diese Art des Wohnens. „[E]s ist wie zu Hause" (Zeile 207), wo die Mutter nicht
ständig mit dem Kind in einem Zimmer lebt, sondern in mehreren Räumen, ähnlich
wie in einer Wohnung. Ebenso steht den Eltern das Elternrefugium (Zeile 323) zur
Verfügung, in dem sie ähnlich wie in einem Appartement (Zeile 328) in den Wochen
vor der Entlassung mit dem Kind leben und dieses selbst versorgen.

3 Auswirkungen von NIDCAP®

Die Auswirkungen von NIDCAP® auf die Mitarbeiter(innen) aus der Perspektive der
Pflegeexpert(inn)en lassen sich in zwei Kategorien einordnen: NIDCAP® hat Auswirkungen auf das professionelle Selbstverständnis und auf die professionelle Zusammenarbeit im Team.

Das professionelle Selbstverständnis im Konzept NIDCAP® setzt die Schwerpunkte gezielt auf die Anleitung und Begleitung der Eltern im Umgang mit ihrem
frühgeborenen Kind. „[...] Unsere Arbeit an sich hat sich verändert, vom Tun mehr ins
Anleiten und Begleiten." (Zeilen 760 – 761) Die Befähigung der Eltern wird sogar als
Ziel genannt. „[...] Begleiten, unterstützen, am Anfang vielleicht doch einiges selber
machen, bis die Eltern so, soweit sind, aber das ist unser Ziel, alles den Eltern soweit
abzugeben." (Zeilen 763 – 765)

Der befragte Pflegeexperte grenzt die Rolle der Eltern sehr deutlich von der Rolle
der Pflegenden ab. „[...] Denn unsere Aufgabe ist ja nicht, ich will ja die Eltern nicht
irgendwo hindrängen, sondern, des Selbstverständlichkeit ihnen mitzugeben, dass sie
hier willkommen sind, dass das ihr Kind ist." (Zeilen 861– 863)

Insbesondere der emotionale Aspekt der Elternrolle – die Liebe zu den Kindern –
kann in den Augen des Interviewten kein Anspruch an die eigene pflegerische Rolle
sein (Zeilen 357– 359).

---

8 „Ein größeres Haus für Salzburg. Mit dem Bau eines neuen, größeren Kinderhilfe-Hauses, direkt am
LKH Gelände, wird die Anzahl der Appartements auf rund 15 ausgeweitet. Das Grundstück wurde der
Kinderhilfe vom Land zur Verfügung gestellt. Insgesamt entstehen auf 5 Geschossen rund 15 Appar-
tements. Etwa die Hälfte davon wird auf die speziellen Bedürfnisse von frühgeborenen Kindern aus-
gerichtet – mit einer direkten Verbindung zur Neonatologie des LKH Salzburg". Ronald McDonald
Kinderhilfe URL: https://www.kinderhilfe.at/salzburg-2 (letzter Aufruf: 24.04.2021)

Die Anwesenheit der Eltern wird auch als Ressource in der Gewährleistung der Versorgung der Kinder wahrgenommen (Zeilen 94–95). Die zeitlichen Ressourcen der Pflegekräfte werden hingegen vornehmlich für die Familien genutzt (Zeilen 556–557).

Die Prioritätensetzung der pflegerischen Tätigkeiten ist geprägt von der Erfahrung, „[...] dass es schwierig ist, das Punkt für Punkt alles abzuhandeln und sagen, hey, mach das, sondern da ist auch sehr viel Erfahrung und auch, ja, Gefühl, dabei und das dann auch zu verstehen." (Zeilen 1015–1017) Auch hier ist die Integration der Eltern ein wesentlicher Bestandteil (Zeilen 1013–1015).

Zudem wirkt sich NIDCAP® auch auf die Arbeitszufriedenheit (Zeilen 836–838) und auf die professionelle Zusammenarbeit im Team aus. Das Team der Neonatologie besteht aus unterschiedlichen Professionen (Zeilen 132–138). Wichtig ist, dass das Konzept von allen Berufsgruppen anerkannt und umgesetzt wird. „[...] Und das ist die Philosophie, die nicht nur in einer Berufsgruppe verhaftet ist, sondern es muss interdisziplinär, multidisziplinär durchgehen." (Zeilen 1004–1006) Die hohe Entwicklungsbereitschaft im Team wirkt sich begünstigend auf die Umsetzung des Konzepts aus (Zeilen 113–114). Aber auch der Zusammenhalt im Team scheint ein wichtiges Kriterium zu sein, „[...] die Einstellung, die Gedanken, des, der Kollegen, ja, dass alle am, am selben, am selben Strang ziehen und, ja." (Zeilen 70–71) Die Ängste und Spannungen im Team erfordern Prozesse, die das Team stärken und zusammenbringen (Zeilen 248–250). Diese Prozesse sind wichtig, um ein gegenseitiges Vertrauen im Team zu entwickeln, „[...] weil man sich doch auf sich verlassen muss und Pflege natürlich im ärztlichen Bereich mitdenkt, weil wir da sehr viel machen, umgekehrt genauso." (Zeilen 300–302) Diese professionelle Zusammenarbeit im Team ist erforderlich, weil dadurch die Qualität der Versorgung gesichert werden kann (Zeilen 432–435).

4 Ausblick

Ausschlaggebend für die Umsetzung des NIDCAP®-Konzepts im Salzburger Landeskrankenhaus war laut der projektleitenden Oberärztin das Gefühl einer tiefen Unzufriedenheit mit dem Umgang mit den Kindern und ihren Eltern auf der Intensivstation. Aufgrund tief verwurzelter Tradition war aber ein Umdenken aus eigener Kraft nicht möglich. Es wurde der Ärztin immer klarer, dass sich etwas ändern muss. Eine sensorische und cerebrale Entwicklung kann bei den Kindern nicht stattfinden, wenn sie ausschließlich medizinisch versorgt werden und sie ohne oder fast ohne Kontakte, meist paralysiert und sediert, in ihren Betten liegen. Ein Vortrag von Frau Als bestärkte und bestätigte die Medizinerin in ihrem Unmut und ihren Überlegungen, dass der traditionelle Weg der Neonatologie völlig ungeeignet ist, Frühgeborenen die Entwicklung zu ermöglichen, die sie gemacht hätten, wenn sie sich bis zum errechneten Geburtstermin weiter in Utero entwickelt hätten.

NIDCAP® wird als ganzheitliches Konzept bzw. Philosophie zur Versorgung von frühgeborenen Kindern verstanden. Der große Vorteil liegt vor allen Dingen in der

Beziehungsgestaltung zu den Eltern, aber auch zu Kolleg(inn)en aus dem interprofessionellen Team. NIDCAP® stärkt das professionelle Selbstverständnis und befähigt zu einer reflektierten Betreuung der Kinder, losgelöst von veralteten Rollenbildern und Doktrinen aus der „konservativen" Kinderintensivpflege. Die Rolle der Pflegenden ist die Beobachtung der Kinder und die Betreuung der Familien. Sie sind kein Elternersatz, sondern Unterstützer und Anleiter.

NIDCAP® bringt allerdings auch besondere Herausforderungen mit sich, denen die NIDCAP®-Professionals mit entsprechenden Schulungen und Teammaßnahmen gerecht zu werden versuchen. Auf institutioneller Ebene erfährt das NIDCAP®-Konzept eine große personelle und finanzielle Unterstützung im Rahmen der Möglichkeiten des Klinikums (Zeilen 535–538).

NIDCAP® führt zu einer inhaltlichen Veränderung des Pflegehandelns. Pflege mit NIDCAP® ist in der Konsequenz ein tiefes Sich-Öffnen und Sich-Einlassen auf das Wesen des Kindes und seiner Angehörigen sowie auf die Dynamiken des jeweiligen Familiensystems. Das Kind „zeigt sich". Familien haben Bedürfnisse, auf die Pflegende individuell antworten. Pflege bietet ihre Hilfe zu dem Zweck an, sich selbst zu erübrigen, wirkt also subsidiär. Ziel pflegerischer Unterstützung ist es, Normalität im Alltag und im Familienleben herzustellen.

NIDCAP® kann systemtheoretisch und bezogen auf unterschiedliche Beziehungsebenen gesehen werden. NIDCAP® ist umfassende Beziehungsarbeit, welche auf Inklusion des Kindes und seiner Familie, sowohl innerhalb des Familiensystems als auch in die Hilfebeziehung und das Hilfesystem, zielt. Bezogen auf die Familienbeziehungen sowie die Pflegebeziehung wird nach Ansicht des befragten Pflegeexperten die Vollinklusion angestrebt. Die professionell Pflegenden bedienen sich hierbei der Beobachtung. Sie öffnen sich in ihrem eigenen Personsein weitgehend für Bedürfnisse und Äußerungen des Kindes sowie seiner Familie und lassen sich mit professioneller Expertise auf deren Rhythmen ein, wobei sie sich zugleich sukzessive zurückziehen. Somit wird sowohl auf zwischenmenschlicher Ebene als auch im Hilfesystem umfassende Teilhabe ermöglicht; es werden Voraussetzungen für Lebensqualität geschaffen. Dies hat insbesondere auch Auswirkungen auf die Wahrnehmung von Berufszufriedenheit aufseiten der Pflegenden.

NIDCAP® ist kein bloßes Konzept, sondern eine Philosophie, die sich der Messbarkeit und damit der quantitativen Forschung weitgehend entzieht. NIDCAP® so verstanden wäre damit eher im Bereich der Geistes- oder Sozialwissenschaften anzusiedeln. Dies eröffnet einen Zugang, der von der mehr naturwissenschaftlich-medizinischen Bezogenheit von Heideliese Als abweicht und ein neuartiges Verständnis von NIDCAP® ermöglicht.

Im Salzburger Landeskrankenhaus hat sich das NIDCAP®-Konzept als erfolgreich erwiesen und wird von den Eltern gut angenommen. Diesbezüglich nimmt die Klinik eine Vorreiterstellung im deutschsprachigen Raum ein.

Natalie Wetzel
Family and Infant Neurodevelopmental Education – Ausbildungsprogramm zur Schulung von Fertigkeiten zur entwicklungsfördernden, familienintegrativen Betreuung

1 Einleitung

Die Notwendigkeit entwicklungsfördernder und familienintegrierter Pflege und Betreuung bei Frühgeborenen wird seit Jahren diskutiert und gefordert und ist längst kein Novum mehr in der Neonatologie (Langer et al..2014: 132). Dennoch zeigen Untersuchungen zum Umsetzungsstand Diskrepanzen auf, die zwischen dem Wissen um die Wichtigkeit entwicklungsfördernder und familienintegrativer Aspekte in der Versorgung kleiner Frühgeborener und der vorherrschenden Pflege- und Betreuungspraxis bestehen (Carlitscheck 2013: 27). Das Wissen hat bildlich gesprochen noch nicht den Weg aus den Köpfen in die Hände, also in das praktische Tun im Alltag auf den Stationen gefunden (Carlitscheck 2013: 165).

Dies mag mitunter daran liegen, dass die Einführung entwicklungsfördernder und familienintegrativer Betreuung einen tiefgreifenden Paradigmenwechsel erfordert. Als/Butler (2010: 45) sprechen im Zusammenhang mit der Einführung des NIDCAP®-Programms[1] von einer „Revolution", die die Einführung eines auf Entwicklung, Individualisierung und Familienzentrierung ausgerichteten Betreuungskonzeptes bedeutet. Bereits im vorangegangenen Kapitel wurde deutlich, dass es sich um eine gänzlich neue Herangehensweise an das Kind und seine Familie handelt. Entwicklungsfördernde und familienintegrative Betreuung erfordert, dass sich das Personal einer neonatologischen Station von eingeübten Abläufen und Alltagsroutinen verabschiedet und sich für neue Denkansätze und eine neue Betreuungsphilosophie öffnet, „indem es sich auf einen Prozess der Selbstreflexion und Umschulung einlässt" (Als/Butler 2010: 70).

Ausgehend von diesem Schulungsbedarf entstand das Family and Infant Neurodevelopmental Education (FINE)-Programm, das von NIDCAP®-Trainer(inne)n und NIDCAP®-Professionals entwickelt wurde (Warren 2017: 200). Ziel des Programms ist

---

[1] NIDCAP® steht für Newborn Individualized Developmental Care and Assessment Program. Das von H. Als entwickelte Programm gilt als Goldstandard entwicklungsfördernder, individualisierter und familienintegrativer Betreuung. Eine Zusammenfassung der Inhalte findet sich im vorherigen Kapitel Pflegerische Versorgungsmethoden speziell für Frühgeborene unter Einbindung der Eltern am Beispiel von NIDCAP® von Fay et al.

https://doi.org/10.1515/9783110735857-007

es, eine Brücke zu bauen zwischen aktuellen wissenschaftlichen Erkenntnissen der Entwicklungsförderung und Familienintegration und dem Bedarf an praktischen Handlungskompetenzen mit dem Ziel, diese Aspekte im direkten Umgang mit dem Frühgeborenen und seiner Familie unter den besonderen Bedingungen der Intensivmedizin umzusetzen. Im Folgenden wird das FINE-Ausbildungsprogramm zur Schulung von Fertigkeiten, die der Umsetzung entwicklungsfördernder und familienintegrativer Betreuung dienen, dargestellt.

2 Das FINE-Ausbildungsprogramm

Das FINE-Ausbildungsprogramm zeichnet sich durch einen leicht verständlichen, multidisziplinären und evidenzbasierten Ansatz aus und verfolgt das Ziel, die Pflege- und Betreuungsqualität in neonatologischen Abteilungen zu erhöhen (Warren 2017: 200; Warren et al. 2019: 93). Leitend für das FINE-Curriculum sind drei Grundprinzipien entwicklungsfördernder und familienzentrierter Pflege und Betreuung, die sich überwiegend aus den theoretischen und konzeptionellen Arbeiten von Als (1979/1982) im Rahmen des NIDCAP®-Programms ableiten (Warren et al. 2015: 9). So soll die Pflege und Betreuung grundsätzlich neuroprotektiv, beziehungsbasiert und individualisiert ausgerichtet sein, um dem Kind in seiner Familie bestmögliche Entwicklungschancen zu ermöglichen (Warren 2019: 94).

2.1 Inhalte des FINE-Ausbildungsprogramms

Inhaltlich setzt die FINE-Ausbildung mit einem modular aufgebauten Curriculum ihren Schwerpunkt auf praktische Aspekte, die mit oben genannten Grundprinzipien im Stationsalltag eng verbunden sind. Sechs unterschiedliche Lernfelder[2] unterstützen Mitarbeiter(innen) aller Berufsgruppen schrittweise dabei, Wissen und Fähigkeiten aufzubauen, um sowohl ihre eigene als auch die stationsinterne Arbeitsweise nachhaltig im Sinne einer entwicklungsfördernden und familienzentrierten Betreuung zu verändern.

Das erste Lernfeld „Entwicklung" beschäftigt sich mit dem Wachstum und der Entwicklung von Feten, Frühgeborenen und Neugeborenen (Warren 2015: 9). Inhaltlich wird in diesem Themenfeld beispielsweise Wissen über die Gehirnentwicklung, die sensomotorische Entwicklung, aber auch zur Bedeutung von Schlaf oder Ernährung für die gesunde Entwicklung vermittelt (Warren 2017: 201).

Das zweite Lernfeld „Beobachtung" stellt angelehnt an das NIDCAP®-Programm ein weiteres zentrales Element der FINE-Ausbildung dar. Das Verhalten des Frühgeborenen standardisiert zu beobachten, bildet die Grundlage, um die Hirnfunktionen

---

2 Basierend auf Warren (2017) und Warren/Oude-Reimer/van der Heijden (2015).

des Kindes besser zu verstehen und Schwellen für Stress und Desorganisation zuverlässig zu erkennen (Als/Butler 2010: 62). Ebenso bieten Verhaltensbeobachtungen dem frühgeborenen Kind eine Möglichkeit, sich mitzuteilen und zum Ausdruck zu bringen, wie es ihm geht, welche Erfahrungen es macht und ob diese zum Gedeihen beitragen oder zu Leiden führen (Als/Butler 2010: 62). Verhaltensbeobachtungen beim Frühgeborenen stellen damit eine Schlüsselkompetenz zur Förderung der Entwicklung dar und werden im Rahmen der FINE-Ausbildung durch Beobachtungsübungen mit Hilfe von Abbildungen, Videoanalysen und praktischen Übungen integriert (Warren 2015: 11). Diese Übungen fördern einen ersten intuitiven Zugang zum Thema Verhaltensbeobachtungen mit dem Ziel, Mitarbeitende dafür zu sensibilisieren, dass jedes Frühgeborene, wie klein es auch sein mag, die Möglichkeit hat, sich auszudrücken. Aufbauend auf diesem Bewusstsein, ermöglicht dann die weiterführende NIDCAP®-Ausbildung, das kindliche Verhalten systematisch und objektiviert zu erfassen und basierend auf Als (1982) „synaktiver Theorie des Verhaltens" zuverlässige Rückschlüsse auf die Stabilität und Entwicklung des Säuglings zu ziehen, um individuelle Empfehlungen für die Pflege und Betreuung abzuleiten (Als/Butler 2010: 67).

Das dritte Lernfeld „Familie" trägt der Tatsache Rechnung, dass die Einbindung der Eltern als wichtigste Fürsorgepersonen ihres Kindes einen wesentlichen Faktor für die Entwicklungsprognose des Kindes darstellt (Als/Butler 2010: 69). Die Elternintegration und die Stärkung der Elternrolle sind somit für entwicklungsfördernde Betreuung unabdingbar (Warren 2015: 11). Das Lernfeld „Familie" unterstützt die Kursteilnehmer(innen), die Eltern konsequent in ihre Aufgaben und Überlegungen miteinzubeziehen und elterliche Belastungen zu kennen und zu erkennen. Ziel ist es, die pflegerischen und ärztlichen Mitarbeiter(innen) dafür zu sensibilisieren, dass ihre Kompetenz im Umgang mit den Eltern dem Kind und seiner Familie den Aufenthalt auf einer neonatologischen Station erleichtert und eine Investition in die Zukunft der Familie darstellt (Warren 2015: 11).

Während die ersten drei Lernfelder ihren Schwerpunkt primär auf den fachspezifischen Wissenserwerb legen, nehmen das vierte und fünfte Lernfeld „Reflexion" und „System" zusätzlich den persönlichen und organisationalen Lernprozess in den Blick. Im Lernfeld „Reflexion" werden die Kursteilnehmer(innen) über die Integration von reflexiven Prozessen durch Übungen in den Kursen oder durch das Schreiben von Reflexions-Tagebüchern ermutigt und befähigt, ihre Erfahrungen zu hinterfragen, aus ihnen zu lernen und Rückschlüsse für die eigene Praxis in Bezug auf die Entwicklungsförderung und Familienintegration zu ziehen (Warren 2015: 11). Das fünfte Lernfeld „System" geht zudem über das persönliche Wachstum hinaus und vermittelt Grundlagenwissen zum organisationalen Lernen, zu Systemtheorien und zum Veränderungsmanagement, um nachhaltige und sichere Wege zur Implementierung des entwicklungsfördernden, individualisierten und familienintegrativen Pflege- und Betreuungsansatzes zu garantieren (Warren 2017: 201).

Mit dem sechsten und letzten Lernfeld „Evidenz" wird abschließend gefördert, dass sich die Kursteilnehmer(innen) an der bestehenden wissenschaftlichen Evidenz orientieren und ihr praktisches Vorgehen evidenzbasiert begründen. Während der

FINE-Ausbildung werden dafür entsprechende Arbeitsmaterialien zur Verfügung gestellt (Warren 2017: 201).

2.2 Aufbau des FINE-Ausbildungsprogramms

Die FINE-Ausbildung gliedert sich derzeit in drei aufeinander aufbauende Schulungsschritte, in der FINE-Terminologie Level genannt, denen Benners Theorie des Kompetenzerwerbes von Pflegenden zugrunde liegen (Warren 2017: 201). Jeder Schulungsschritt integriert die oben beschriebenen Lernfelder mit unterschiedlicher Gewichtung und führt so zu einem schrittweisen Aufbau von Handlungskompetenz und einem tieferen Verständnis, wie das unreife und gleichzeitig sich rasant entwickelnde Kind mit seinem hochsensiblen Nervensystem (Als/Butler 2010: 46) in seiner Entwicklung unterstützt werden kann.

FINE-Level 1 bildet die erste Kompetenzstufe des Programms. In dem zweitägigen Grundlagenkurs werden die Hauptprinzipien und der Umfang entwicklungsfördernder, familienintegrativer Pflege und Betreuung sowie die zugrundeliegende Evidenz in Form von theoretischem Unterricht erläutert (Warren 2017: 202). Interaktive Lehr-/Lernmethoden in Form von Workshops ergänzen die Theorie und schaffen Möglichkeiten, theoretische Lerninhalte sowohl praktisch zu üben und umzusetzen als auch über gemeinsamen Erfahrungsaustausch zu lernen (Warren 2017: 202). Die FINE-Level 1-Ausbildung eignet sich für alle im Bereich der Neonatologie tätigen Berufsgruppen und schafft eine breite Wissensbasis. Sie bietet zudem einen Rahmen, um in die oben beschriebenen Lernfelder einzuführen und diese an die Bedürfnisse der Lernenden, ihren Bildungshintergrund und ihren Zugang zu Ressourcen anzupassen.

FINE-Level 2 vertieft im Rahmen eines Zwölf-Wochen-Kurses die Auseinandersetzung mit der Theorie, setzt den Schwerpunkt jedoch vor allem auf das Erlernen praktischer Fertigkeiten, die für entwicklungsfördernde und familienintegrative Betreuung notwendig sind. Wöchentliche Aufgabenstellungen unterstützen die Kursteilnehmer(innen) in selbstgesteuerten und selbstverantwortlichen Lernprozessen mit dem Ziel, praktische Fertigkeiten zur entwicklungsfördernden und familienintegrativen Betreuung auszubauen (Warren 2019: 94).

Im ersten Teil des Kurses (Woche eins bis sechs) konzentrieren sich die spezifischen Wochenlernaufgaben auf die Beobachtungen des kindlichen Verhaltens (Warren 2015: 16). Teilnehmer(innen) werden durch Beobachtungen in ihrem Arbeitssetting für die vielfältigen Ausdrucksmöglichkeiten des Frühgeborenen, bezogen auf Stress, Wohlbefinden und Selbstregulation sensibilisiert. Im zweiten Teil des Kurses (Woche sieben bis elf) folgt die Bearbeitung von spezifischen Beobachtungsaufgaben zur Evaluation der stationsüblichen Pflege- und Betreuungspraxis, z. B. im Hinblick auf die tägliche Pflege, medizinische Interventionen, die Känguru-Methode usw. (Warren 2015: 16). Beurteilungsskalen unterstützen die Lernenden bei der Reflexion ihrer aus der Beobachtung gewonnenen Erkenntnisse. Begleitend erhalten die Lernenden wöchentliche Anregungen zur Förderung kommunikativer Kompetenzen, um einen offenen und wertschätzenden Austausch mit den Eltern und den Stationsteams zu gewährleisten.

Der persönliche Lernprozess wird in regelmäßigen Reflexionsberichten festgehalten und mit dem/der FINE-Trainer(in) zur formativen Evaluation geteilt (vgl. Warren 2020). Durch schriftliches Feedback unterstützt der/die FINE-Trainer(in) die Lernenden, über ihre Praxis nachzudenken und sich ihrer Handlungen bewusster zu werden. Diese reflexive Prozessarbeit ist ähnlich wie beim NIDCAP®-Programm ein Schlüsselelement für Veränderungen, die für einen Wandel weg von einem protokollgestützten und hin zu einem individuellen, entwicklungsfördernden und familienintegrativen Betreuungskonzept in einer neonatologischen Abteilung notwendig sind (Als/Butler 2010: 69). Formell wird die FINE-Level 2-Ausbildung in Woche zwölf mit einem standardisierten Test (Videoanalyse oder Fallbeispiel), der Erarbeitung eines Maßnahmenplans und einer abschließenden Reflexion bezogen auf den Lernzuwachs abgeschlossen (Warren 2015: 217 f.).

Während bei FINE-Level 1 vor allem die Lernfelder Entwicklung und Evidenz und bei FINE-Level 2 die Lernfelder Beobachtung, Familie und Reflexion im Vordergrund stehen, findet bei FINE-Level 3 eine vertiefte Auseinandersetzung mit dem Themenfeld „System" statt. Im Fokus stehen organisationale Veränderungsprozesse, die mit der Einführung von Innovationen in der Praxis verbunden sind (Warren 2017: 202).

Im Rahmen der FINE-Level 3-Ausbildung führen die Lernenden zwei Praxisprojekte unter Supervision des FINE-Trainers durch. Der erste Praxisauftrag besteht aus einer Fallanalyse des Aufenthaltes einer Familie in Form einer Dokumentation und Evaluation. Organisationsspezifische Stärken und Herausforderungen in Bezug auf Entwicklungsförderung und Familienintegration stehen im Zentrum des Interesses und können möglichen Veränderungsbedarf in der Abteilung deutlich machen. Der zweite Praxisauftrag besteht aus einem Projekt zur Qualitätsverbesserung. Basierend auf dem „Plan-Do-Study-Act Prinzip" (Donnelly/Kirk 2015, zitiert nach Warren 2017) werden die Lernenden dazu angeregt, ein effektives Werkzeug aus dem Veränderungsmanagement anzuwenden, erste Veränderungsprozesse in der Praxis anzustoßen und deren Wirksamkeit im Alltag zu überprüfen (Warren 2017: 202).

3 Umsetzungsstand und Ausblick

Die von Inga Warren (London), Monique Oude-Reimer[3] und Nikk Conneman (Rotterdam) entwickelte FINE-Ausbildung ist mittlerweile in sieben Sprachen übersetzt und wurde im Jahr 2017 bereits in 15 Ländern durchgeführt (Warren 2017: 202). Auch in Deutschland erfreut sich die FINE-Ausbildung, die von erfahrenen NIDCAP®-Trainer(inne)n angeboten und durchgeführt wird, wachsenden Interesses. Zusätzlich zu

---

3 Ein herzlicher Dank geht an Monique Oude-Reimer für die Bereitstellung der FINE-Arbeitsbücher und die kritische Prüfung des Beitrags.

den oben beschriebenen und mittlerweile gut etablierten Ausbildungsstufen sind bereits ein Pre-FINE E-Learning-Programm mit kurzen Übungen zu den grundlegenden Prinzipien entwicklungsfördernder und familienintegrativer Betreuung sowie eine jährliche FINE-Masterclass zur Auffrischung des Wissens und Förderung einer nachhaltigen Implementierung verfügbar (Warren 2017: 202). Der methodisch didaktische Aufbau des FINE-Schulungsprogramms fördert nachhaltig den Theorie-Praxistransfer und bereitet zudem interessierte Mitarbeiter(innen) auf die vertiefte, theorie- und wissenschaftsorientierte NIDCAP®-Ausbildung vor.

Eine Evaluationsstudie aus Großbritannien zur Wahrnehmung von Veränderungen durch die FINE-Ausbildung in Bezug auf die Pflege des Kindes, die Beteiligung der Eltern und die Erfahrungen der Mitarbeiter(innen) zeigte signifikante Verbesserungen in allen genannten Bereichen (Warren 2019: 95). Besonders ausgeprägt waren Unterschiede zwischen Teilnehmer(inne)n der FINE-Ausbildung und nicht geschultem Personal in der Wahrnehmung des eigenen Kompetenzzuwachses und in Bezug auf die Sensibilität gegenüber kindlichen Verhaltenszeichen (Warren 2019: 95). Die wahrgenommenen Verbesserungen der Kursteilnehmer(innen) bezogen auf ihr professionelles Selbstvertrauen und ihre Berufszufriedenheit sind weitere ermutigende Erkenntnisse der Evaluation, die nahelegen, dass die FINE-Ausbildung nicht nur einen positiven Einfluss auf die Arbeit mit den Frühgeborenen und ihren Eltern, sondern auch auf die Mitarbeiter(innen) hat.

Das FINE-Ausbildungsprogramm wird aufgrund seines innovativen, an der Praxis orientierten und flexiblen Charakters von mehreren Organisationen als Basis-Schulungsprogramm für neonatologische Abteilungen empfohlen. Dazu zählen sowohl die NIDCAP Federation International (NFI), als auch die englische Frühgeborenen-Hilfe Bliss oder die europäische Eltern-Organisation European Foundation for the Care of Newborn Infants (EFCNI) (Warren 2017: 202). In Frankreich und Belgien wird das FINE-Ausbildungsprogramm bereits staatlich gefördert (EFCNI 2018). Die hohe Akzeptanz und Nachfrage geben klare Hinweise darauf, dass es mit der FINE-Ausbildung gelungen ist, einen vielversprechenden Beitrag zu leisten, um die eingangs erwähnte Lücke zwischen Theorie und Praxis zu schließen und somit zu einer nachhaltigen Verbesserung entwicklungsfördernder und familienintegrativer Betreuung von Frühgeborenen und ihren Eltern beizutragen.

Teil 2: **Belastungen und Ressourcen von Frühgeborenen-Eltern**

Michaela Gross-Letzelter

Forschungsergebnisse zu Belastungen und Unterstützung von Frühgeborenen-Eltern in der Klinik vor der Corona-Pandemie

Im Folgenden[1] werden zusammengefasst die wichtigsten Ergebnisse einer für die ausgewählte Grundgesamtheit repräsentativen Fragebogenerhebung[2] dargestellt, welche die Belastungen und die Unterstützung von Eltern von Frühgeborenen erforscht. Im Oktober 2014 wurde eine Vollerhebung aller Eltern durchgeführt, deren in den Jahren 2012, 2013 oder 2014 Frühgeborene(s) mit einem Geburtsgewicht von unter 1500 Gramm auf der Intensivstation der Neonatologie des LMU Klinikums, Campus Großhadern versorgt wurde(n). Dies waren laut Klinikum insgesamt 220 Eltern. Es antworteten innerhalb der gestellten Frist 81 Eltern, was einer Rücklaufquote von 36 % entspricht. Insgesamt wurden 43 teilweise sehr komplexe Fragen gestellt.[3]

Die Ergebnisse dieser Studie ermöglichen einen Blick auf die Belastungen und Unterstützung von Frühgeborenen-Eltern in der Klinik **vor** der Corona-Pandemie. Die Neonatologie des LMU Klinikums, Campus Großhadern schafft stetig Neuerungen und zusätzliche Angebote für Eltern von Frühgeborenen.[4] So dienen die Ergebnisse aus dem Jahr 2015 lediglich als Grundinformation über die Belastungen der Eltern bei einer Frühgeburt und haben auf dieser Basis eine andauernde Relevanz. Insbesondere da zugleich das Tätigkeitsfeld des medizinischen und pflegerischen Personals aus Sicht der Eltern erfasst wurde, verdeutlichen die Ergebnisse auch die Anforderungen, die an die Mitarbeiter(innen) der Neonatologie gestellt werden.

---

1 Dieses Kapitel aus dem Buch Frühchen im Lebenslauf und Soziale Arbeit von 2017 wurde stark gekürzt.
2 Die Studie wurde mit der Unterstützung von Studierenden des Bachelorstudiengangs „Soziale Arbeit" der KSH München durchgeführt. Die Studierenden, die bei den jeweiligen Themen namentlich genannt werden, haben die Datenauswertung übernommen. Die Ergebnisse werden in diesem Beitrag aufgeführt.
3 Vgl. Anmerkungen der Herausgeberin zum methodischen Vorgehen.
4 Zum Beispiel wurde die poststationäre Betreuung von Frühgeborenen und ihren Familien um das neue Zentrum für Comprehensive Developmental Care (CDeCLMU) erweitert.URL: www.klinikum.uni-muenchen.de/Integriertes-Sozialpaediatrisches-Zentrum-im-Dr-von-Haunerschen-Kinderspital/de/ab teilungen/Kinderneurologie_Entwicklungsneurologie/entwicklungsneurologie/fruehgeborenennach sorge/index.html (letzter Aufruf: 19.04.2021). Außerdem wurde eine sozialmedizinische Nachsorge (HaNa) bzw. eine Betreuung der Eltern mit Fördergeldern des Bayerischen Sozialministeriums entsprechend der Harl.e.kin Nachsorge und entsprechend den Vorgaben der GBA eine psychosoziale Betreuung der Familien auf der Station implementiert. Zusätzliche Informationen aus dem LMU Klinikum, Campus Großhadern.

https://doi.org/10.1515/9783110735857-008

1 Allgemeine Informationen

Gut ein Drittel aller Geburten dieser Untersuchung[5] waren Mehrlingsgeburten (35 %). Ursprünglich umfasste die Studie insgesamt 115 Frühgeborene. Da aber zehn Kinder verstorben sind, betreffen manche Fragen nur die Familien der 105 überlebenden Frühgeborenen. Die Kinder wurden zwischen der 23. und 35. SSW geboren. Die Geburtsgewichtsverteilung der Frühgeborenen entsprach weitgehend dem, was aufgrund der Geburten in der jeweiligen Schwangerschaftswoche zu erwarten war. Annähernd die Hälfte der Frühgeborenen hatte ein Geburtsgewicht von über 1000 Gramm erreicht, während die andere Hälfte ein Geburtsgewicht von 1000 Gramm oder weniger aufwies. Die Aufenthaltsdauer der Frühgeborenen im Klinikum war sehr unterschiedlich: Sie lag zwischen weniger als einer Woche und mehr als 16 Wochen. Von der Gesamtanzahl aller Frühgeborenen blieben 28 % kurzzeitig zwischen null bis vier Wochen, 25 % mussten dagegen mit neun bis zwölf Wochen relativ lange im Klinikum verbleiben.

Eine kurze Aufenthaltsdauer kann auch dadurch verursacht sein, dass das Kind/ die Kinder in ein anderes Klinikum verlegt werden musste(n). Von den 81 Befragten wechselten mehr als die Hälfte (56,8 %) mit einem oder mehreren Kindern die Klinik. Die Gründe für eine Verlegung von der Neonatologie des LMU Klinikums, Campus Großhadern in eine andere Klinik lassen sich laut Angaben im Wesentlichen in drei klar benannte Themenbereiche unterteilen. So erfolgte die Hälfte (50 %) der Verlegungen aufgrund von Platzmangel. Ein Viertel (26 %) der Verlegungen betraf Operationen oder andere medizinische Behandlungen, welche nicht im LMU Klinikum, Campus Großhadern vorgenommen werden konnten. Ein weiterer Grund war der Wunsch nach einer Verlegung des/der Frühgeborenen in eine Klinik in Wohnortnähe. Bei einem Viertel der Mehrlingsgeburten war eine Unterbringung der Kinder in unterschiedlichen Krankenhäusern notwendig.

Bei der Frage nach dem Gesundheitszustand der Frühgeborenen während des Krankenhausaufenthalts wurden insgesamt 26 Operationen und schwere Krisensituationen, in Einzelfällen auch geistige und/oder körperliche Behinderungen genannt. Es fällt auf, dass die Anzahl der schweren Krisensituationen sehr hoch ist. Es wurde keine medizinische Diagnose vorgegeben, sondern die Einschätzung der Eltern zum Zustand ihres Kindes/ihrer Kinder erfragt.

Über ein Viertel der befragten Mütter[6] waren 30 Jahre oder jünger. Das Alter der meisten Mütter bewegte sich zwischen 31 und 40 Jahren (64 %), nur 9 % waren älter

---

5 Dieses Thema wurde bearbeitet von den Studierenden Andrea Fischer, Annkathrin Kraus, Till Schwarz.
6 Dieses Thema wurde bearbeitet von den Studierenden Andrea Fischer, Annkathrin Kraus, Till Schwarz.

als 40 Jahre.[7] Allein 28 % der befragten Frauen waren zwischen 36 und 38 Jahre alt. Die Väter waren im Durchschnitt älter als die Mütter, aber auch hier befand sich der Großteil der Väter im Alter zwischen 30 und 40 Jahren (59 %). 17 % waren über 40 Jahre alt.

2 Belastungen der befragten Eltern

Die Eltern wurden nach ihren psychischen Belastungen befragt.[8]

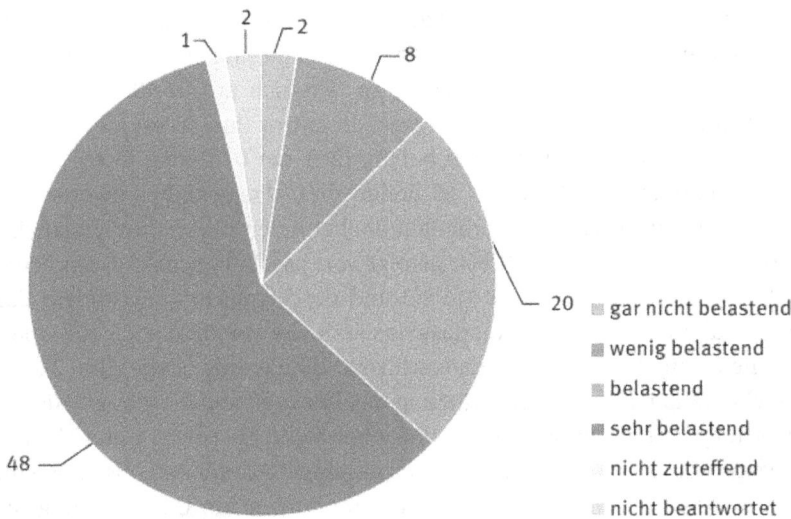

Abbildungswerte: 1, 2, 2, 8, 20, 48

Legende:
- gar nicht belastend
- wenig belastend
- belastend
- sehr belastend
- nicht zutreffend
- nicht beantwortet

Abb.1: Psychische Belastungen der Eltern (Quelle: eigene Darstellung).

Bei der Frage nach den psychischen Belastungen (siehe Abb. 1) bejahten 84 % der Eltern eine solche Belastung, 48 von ihnen (59 %) fühlten sich sehr belastet, 20 Eltern (fast 25 %) belastet.[9] Eine ebenso große Belastung für die Eltern stellte ihre Unsicherheit im Umgang mit dem/r Frühgeborenen dar: Insgesamt 69 % fühlten sich dadurch belastet. 47 % fühlten sich durch die Atmosphäre in der Klinik belastet oder sehr belastet. Angesichts der bereits bis zum Jahr 2015 vielen seitens des Klinikums für

---

7 Bei der Darstellung der Ergebnisse werden die wichtigsten Erkenntnisse herausgegriffen und nicht immer alle Antwortkategorien explizit genannt. So addieren sich nicht alle Prozentzahlen auf 100 %. Insbesondere die Antwortkategorie „keine Antwort" wird bei Fragen, für die diese Kategorie nicht von besonderer Bedeutung ist, weggelassen.

8 Ergebnisse der eigenen Fragebogenaktion.

9 Dieses Thema wurde bearbeitet von den Studierenden Bernadett Frystacki, Janina Otte, Yvonne Rohte.

Eltern eingeführten Unterstützungsmaßnahmen ist dies noch ein relativ hoher Wert. Schließlich wurden die Eltern gefragt, was für sie die größte Belastung während des Krankenhausaufenthalts war. Mehrere Antworten konnten gegeben werden.

Die meisten Eltern gaben Sorgen um das Kind als größte Belastung an (36 %), danach folgten Zukunftsängste (27 %) und die Unterbringungssituation (16 %).

3 Professionelle Unterstützung der Eltern während des Klinikaufenthalts des Frühgeborenen

Die Eltern wurden gezielt nach der Unterstützung durch Ärztinnen und Ärzte während des Krankenhausaufenthalts befragt.[10] Es gaben 84 % der befragten Eltern an, dass sie ausreichend oder viel Unterstützung erhielten. Es teilt sich auf in 48 %, die viel Unterstützung von Ärztinnen und Ärzten angegeben haben und 36 %, die aus ihrer Sicht ausreichende Unterstützung erhalten haben. 12 % der befragten Eltern reichte die ärztliche Unterstützung nicht aus. 4 % ließen diese Frage unbeantwortet. Die meiste Unterstützung von Ärzt(inn)en erhielten die befragten Eltern durch medizinische Aufklärung und Information (49 %), gefolgt von psychologischen Gesprächen (16 %), der Vorbereitung auf zu Hause (16 %) und der Vermittlung an andere Einrichtungen (ebenfalls 16 %). Es fällt auf, dass das ärztliche Personal auch außerhalb seines klassischen Aufgabenbereichs[11] unterstützend tätig wurde (siehe Abb. 2).

Es wurde ebenfalls nach der Unterstützung des Pflegepersonals gefragt. Hier ergab die Auswertung der Befragung, dass 70 % der befragten Eltern viel Unterstützung von dem Pflegepersonal erhielten und 20 % ausreichende Unterstützung. Das sind insgesamt 90 %. Nur 4 % der befragten Eltern empfanden die Unterstützung des Pflegepersonals als zu wenig. Das Pflegepersonal ist aufgrund seiner ständigen Anwesenheit auf der Station der erste Ansprechpartner für alle Fragen und Belange der Eltern. Die meiste Unterstützung durch das Pflegepersonal erhielten die befragten Eltern, ähnlich wie bei den Ärztinnen und Ärzten, durch medizinische Aufklärung und Information (34 %), psychologische Gespräche (23 %) und die Vorbereitung auf zu Hause (29 %). Auch das Pflegepersonal unterstützte somit die betroffenen Eltern außerhalb seines Aufgabenbereichs.

Das medizinische und pflegerische Personal erhielten die höchsten Werte von den Eltern. Aber auch Hebammen, Mitarbeiter(innen) der psychosozialen Versorgung und das Seelsorgeteam unterstützten die Eltern. Ohne dass explizit danach gefragt wurde,

---

10 Dieser Themenbereich wurde bearbeitet von den Studierenden Angela Kraus, Eva-Maria Maier, Matthias Neuner, Andrea Schieri.
11 Ergebnisse der eigenen Fragebogenaktion.

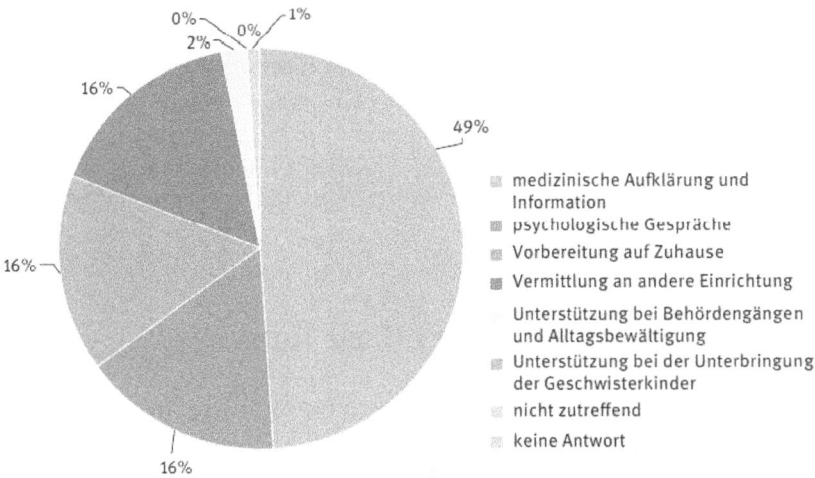

Abb. 2: Art der Unterstützung durch Ärztinnen und Ärzte (Quelle: eigene Darstellung).

wurde z. B. viermal das HaNa, die Haunersche Nachsorgeeinrichtung[12], in diesem Kontext bei einer freien Antwortmöglichkeit angegeben.

Es gab eine offene Frage, bei der die befragten Eltern ohne Vorauswahl angeben konnten, wo sie sich mehr Unterstützung gewünscht hätten. Insgesamt haben 41 Personen die offene Antwortmöglichkeit genutzt, das entspricht etwas über 50 %[13]. Die Kategorie, die am häufigsten angesprochen wurde, war der Wunsch nach (mehr) psychologischer Unterstützung, mit fast 18 %. An zweiter Stelle folgte der Wunsch nach (mehr) Unterstützung durch die Krankenkassen (fast 11 %). Es wurde fünfmal (9 %) der Wunsch nach (mehr) Unterstützung zu Hause oder bei der Vorbereitung auf

---

12 URL: https://www.hana-muenchen.de/ (letzter Aufruf: 18.04.2021) das HaNa gehört neben iSPZ Hauner http://www.klinikum.uni-muenchen.de/Integriertes-Sozialpaediatrisches-Zentrum-im-Dr-von-Haunerschen-Kinderspital/de/ (letzter Aufruf: 19.04.2021), dem Harl.e.kin https://harlekin-nachsorge.de/index.php/standorte/oberbayern/muenchen-grosshadern (letzter Aufruf: 19.04.2021) und dem neuen neue Zentrum für Comprehensive Developmental Care (CDeCLMU) www.klinikum.uni-muenchen.de/Integriertes-Sozialpaediatrisches-Zentrum-im-Dr-von-Haunerschen-Kinderspital/de/abteilungen/Kinderneurologie_Entwicklungsneurologie/entwicklungsneurologie/fruehgeborenennachsorge/index.html (letzter Aufruf: 19.04.2021) zu den Einrichtungen der poststationären Betreuung von Frühgeborenen und ihren Familien. Zusätzliche Informationen aus dem LMU Klinikum, Campus Großhadern.
13 Wenn die offene Antwort einer einzelnen Person verschiedene thematische Bereiche umfasst, wird sie im Folgenden in mehreren Kategorien (d. h. mehrfach) erfasst. Dazu wurden 41 gegebene Gesamtantworten in 56 Teilantworten aufgegliedert.

die zukünftige Situation zu Hause genannt. Genauso oft wurde mehr Unterstützung beim Stillen beziehungsweise beim Abpumpen der Muttermilch gewünscht.[14]

Insgesamt lässt sich feststellen, dass durch diese offenen Antwortmöglichkeiten die in anderen Fragen vorgegebenen Antwortmöglichkeiten nochmals bestätigt oder betont wurden. Wenn man die Antworten insgesamt zu diesem Themenbereich betrachtet, fällt auf, dass die Ärztinnen und Ärzte sowie das Pflegepersonal den Eltern viel Unterstützung anboten, hier besonders psychologische Gespräche und die Vorbereitung auf zu Hause.

4 Einschätzung der ersten Zeit zu Hause

Das am häufigsten genannte Gefühl,[15] das die Eltern äußerten, als das/die Frühgeborene/n zum ersten Mal aus dem Krankenhaus nach Hause kam/kamen, war Freude (83 %). 69 % äußerten eine große Erleichterung. Es wurden auch negative bzw. belastende Gefühle wie Unsicherheit mit 59 % und die Sorge, ob die Eltern ohne ärztlichen Beistand mit dem Kind zurechtkommen, mit 37 % angekreuzt. Die Frage konnte zusätzlich offen beantwortet werden. Hier fällt auf, dass sieben Eltern antworteten, sie hätten Angst empfunden, als ihr Kind nach Hause kam. Weitere einzelne Antworten waren Anspannung, Besorgnis aufgrund einer angespannten Wohnsituation und eine anfänglich fehlende Bindung. Anhand einer weiteren Frage sollte ermittelt werden, welches die häufigsten gesundheitlichen Probleme von Frühgeborenen sind, die nicht schon in der Klinik, sondern erst zu Hause auftraten. 19 Frühgeborene mussten nach ihrer Entlassung wieder in ein Krankenhaus gebracht werden.

5 Zufriedenheit

Von allen Befragten gaben 83 % an, dass sie mit der Station zufrieden waren. Dabei spielten anscheinend die Angebote des Klinikums für Eltern von Frühgeborenen eine große Rolle. So erwähnten einige in der Befragung, dass sie bezüglich der zahlreichen Nutzungsmöglichkeiten positive Erfahrungen machen konnten. Am Ende dieses

---

14 Weitere Angebote vom LMU Klinikum, Campus Großhadern, die im Fragebogen abgefragt wurden, werden in der erweiterten Neuauflage nicht mehr explizit aufgeführt, wie z. B. die Frauenmilchbank (Muttermilchbank). Es handelt sich um die erste westdeutsche Frauenmilch-Spenderbank, die seit März 2012 an der Neonatologie der Kinderklinik in Großhadern besteht. URL: http://kleine-helden.org/fuenf-jahre-frauenmilchbank-fuer-fruehgeborene-am-perinatalzentrum-muenchen-grosshadern/ (letzter Aufruf: 18.04.2021).

15 Dieser Themenbereich wurde bearbeitet von den Studierenden Dominik Hank, Markus Lüddemann, Sandra Straub, Corinna Wagner.

Fragenkomplexes wurde den Befragten die Möglichkeit gegeben,[16] frei ihre Meinung, ihre Wünsche oder sich zu ihnen sonst wichtigen Themen zu äußern. Die Frage lautete: „Hier ist nun noch Platz für alles, was Sie uns sonst noch mitteilen wollen."

Der überwiegende Teil der Mütter war der Frühgeborenen-Station des LMU Klinikums, Campus Großhadern sehr dankbar für all die Hilfe, die sie für sich und ihr Kind erhalten hatten. Einige Mütter waren davon überzeugt, dass ihre Kinder ohne diese Station wohl nicht überlebt hätten. Die Station wird als kompetent, unterstützend und fürsorglich beschrieben. Ausreichende Unterstützung vom Pflegepersonal sowie von Ärztinnen und Ärzten wird immer wieder hervorgehoben und gelobt. Wenn Mütter über einen Vergleich mit anderen Kliniken verfügten, dann schnitt Großhadern besser ab. Die Mütter fühlten sich dort wohler als in anderen Krankenhäusern. Nur im Bereich der Überführung in andere Kliniken gab es Kritik: Es wurde eine bessere Organisation vonseiten der Klinik gewünscht. Manche Mütter äußerten den Wunsch nach mehr Ruhe und privater Atmosphäre in Großhadern. Von den Ärztinnen und Ärzten der Station wünschten sich einige Mütter noch mehr Aufklärungsgespräche.

Zusammenfassend wurde die Frühgeborenen-Station im LMU Klinikum, Campus Großhadern bei fast allen Befragten als eine unterstützende, professionelle und sehr zufriedenstellende Station empfunden. Dies bestätigten auch die reichlichen Danksagungen im Fragebogen. Trotz des vielen Lobs und der Danksagungen an das Personal, die Abteilungen und das Krankenhaus wurden vereinzelt noch weitere Wünsche geäußert, z. B. nach homöopathischer Begleitbehandlung, nach mehr Austausch zwischen dem Krankenhaus und den späteren Kinderärzt(inn)en (wegen Nachbehandlungen), weniger Bürokratie beim Besuch der Frühgeborenen und nach einer sanfteren Entlassung.

Insgesamt allerdings kann festhalten werden, dass trotz mancher Verbesserungswünsche die Ergebnisse für Ärztinnen und Ärzte sowie das Pflegepersonal der Station sehr positiv ausfallen.

---

16 Dieser Themenbereich wurde bearbeitet von den Studierenden Denise Berger, Ulrike Katanek, Tamara Spötzl.

Barbara Mitschdörfer

Aus der Hilflosigkeit zum Handeln – aus Betroffenheit aktiv in der Frühgeborenen-Selbsthilfe

Hin und wieder bekomme ich die Frage gestellt, weshalb ich nahezu 30 Jahre – also vergleichsweise lang – in der Selbsthilfe aktiv bin und mich für Frühgeborene und ihre Familien engagiere. Gern gebe ich daher im Rahmen dieses Buches, welches dem sozialen Kontext einer Frühgeburt gewidmet ist, einen Einblick in die Entstehung dieser zugegebenermaßen ungewöhnlichen Entwicklung.

1 Hilflosigkeit

Vor 30 Jahren war die Frühgeburt eines Babys, welches noch nicht einmal 28 SSW im Mutterleib heranreifen konnte, mit hohen Risiken für dessen Überleben und Gesundheit verbunden. Mit dieser Situation waren mein Mann und ich konfrontiert, als unser Sohn damals zwölf Wochen zu früh zur Welt kam – vollkommen unangekündigt und wie aus heiterem Himmel. Während der völlig komplikationslos verlaufenden Schwangerschaft mit unserem ersten Wunschkind ging es mir am Morgen des vorletzten Arbeitstages auf einmal schlecht – und aus einem romantischen Geburtstraum erwuchs eine ungeahnt heftige Krisensituation. Mit Blaulicht ging es ins nächstgelegene Kreiskrankenhaus zur Not-Sectio, dann wurde unser Sohn per Hubschrauber in eine 60 Kilometer entfernt gelegene Kinderklinik mit neonatologischer Intensivstation verlegt. Trennung. Schock. Sprachlosigkeit. Niemand konnte eine Prognose abgeben, in welcher Weise dieses Ereignis unser aller Leben verändern würde. Diese als bodenlos empfundene Ungewissheit ließ uns Eltern hilflos und im wahrsten Sinn des Wortes auch sprachlos zurück. Genauso erging es auch unseren Familienangehörigen, unseren Freunden, Kolleginnen und Nachbarn. Keiner wusste etwas Passendes dazu zu sagen. Also wurde geschwiegen, man zog sich zurück oder es kamen sehr verletzende Kommentare, die gut gemeint waren, aber keineswegs so wirkten. Nur wenige Freunde hatten das Gespür dafür, was uns in der Situation helfen könnte.

Gespräche mit Medizinern auf der Neo-Intensivstation fanden mit uns nicht statt und wenn doch, ging es um Hiobsbotschaften wie z. B. der Mitteilung, dass eine Hirnblutung 3. Grades diagnostiziert wurde. Es war diese Zeit, als Eltern ermuntert wurden, möglichst jeden Tag ihr Kind zu „besuchen" und die abgepumpte Muttermilch abzugeben. Abgeben musste ich damit aber auch die Zuständigkeit für mein Kind, denn gefüttert und versorgt wurde unser Sohn meist von den fürsorglichen Kinderkrankenschwestern. Über mehrere Wochen beatmet, konnte ich meinen Sohn lediglich einmal in den Arm gelegt bekommen, in ein Handtuch eingewickelt. Ich spürte ihn kaum, war er doch so leicht wie eine Feder. Am nächsten Tag war er wieder

https://doi.org/10.1515/9783110735857-009

intubiert und das Gefühl, dass ich für diesen Rückschlag verantwortlich sein könnte, war niederschmetternd. Als er nach drei endlos erscheinenden Monaten nach Hause entlassen werden konnte, erhielten wir die notwendigsten Informationen zu der Verabreichung von Medikamenten, einen Crashkurs in Wiederbelebung und einen Termin beim Kinderarzt. Also viel zu wenig, um gut auf die Versorgung unseres Kindes zu Hause vorbereitet zu sein. Und doch waren wir Eltern dankbar für all das fachliche Engagement, das Mediziner und das Pflegeteam hineingegeben hatten, um ihn am Leben zu halten und medizinisch bestmöglich zu versorgen. Das nur als kurzen Einblick in eine Zeit, in der das Klinikteam nach bestem Wissen und Gewissen patriarchalisch über die Behandlung eines Patienten entschied, ohne die Eltern einzubeziehen und sie anschließend über das Ergebnis zu informieren.

2 Handeln

Mein Engagement in der Selbsthilfe begann mit der Anfrage des damaligen Chefarztes der Kinderklinik drei Monate nach Entlassung unseres Sohnes, ob ich mich am Aufbau eines Fördervereins für die Kinderklink beteiligen wolle. Natürlich war ich dafür empfänglich, wollte ich doch aus Dankbarkeit etwas von dem zurückgeben, das wir trotz der traumatischen Situation an Positivem erfahren hatten – vor allem aber verstand ich es als Chance, dieses Positive an andere betroffene Eltern weiterzutragen und im Interesse von nachfolgenden Familien für Verbesserungen zu sorgen. Ich sagte daher zu und bot an, im Namen des inzwischen gegründeten Fördervereins einen Gesprächskreis für Eltern frühgeborener Kinder in der Klinik aufzubauen. So war der Grundstein gelegt zu einem langjährigen Engagement – was damals nicht mein Anspruch war, da ich eigentlich meine berufliche Tätigkeit wieder aufnehmen wollte. Wie so oft kam es jedoch anders als geplant.

3 Überregionales Engagement

Nach einem Jahr lokalem Engagement erhielt ich über die Klinik eine Einladung zur Gründungsversammlung eines Dachverbands, die sich an alle aktiven Selbsthilfeinitiativen für Frühgeborene in ganz Deutschland richtete. Interessiert an den Zielen einer überregionalen Patientenvertretung folgte ich am 21.11.1992 dieser Einladung in die Aula des Paritätischen Wohlfahrtsverbands in Frankfurt/Main. Unter den Anwesenden waren verschiedene Berufsgruppen wie Neonatolog(inn)en, Pflegekräfte, diverse Therapeut(inn)en sowie zahlreiche Vertreter(innen) einiger Selbsthilfevereine und -gruppen. Die Notwendigkeit, eine überregionale Interessensvertretung für Familien frühgeborener und krank geborener Kinder zu etablieren, wurde von den Initiatoren überzeugend dargelegt und führte schließlich noch am selben Tag zur Gründung des Bundesverbands „Das frühgeborene Kind" e. V.

Ein Vorstand wurde gewählt, der sich überwiegend aus Vertreter(inne)n der Regionalinitiativen zusammensetzte. Völlig überraschend war ich für das Amt als Schatzmeisterin aufgestellt worden.

Gleichzeitig konnte auch der Wissenschaftliche Beirat mit Vertreter(inne)n unterschiedlicher Berufsgruppen besetzt werden, die alle in die Versorgung/Behandlung oder Therapie von Frühgeborenen involviert sind. Dieser Beirat hat die Aufgabe, den Vorstand in wissenschaftlichen Fragen zu beraten und mit ihm gemeinsam Stellungnahmen zu relevanten Fragestellungen zu erarbeiten.

4 Bisherige Meilensteine der Verbandsarbeit

Das vordringlichste Anliegen des neu gegründeten Bundesverbands war die Bereitstellung von laienverständlich und einfühlsam aufbereiteten Informationen für betroffene Eltern, die es zu der damaligen Zeit nicht gab. Eine vierteljährlich erscheinende Mitgliederzeitschrift sollte zudem aktuelle Themen aus der Elternschaft und dem Fachbereich der Neonatologie zugänglich machen. Aus der Mitgliederzeitschrift wurde inzwischen das Verbandsmagazin „Frühgeborene", das eine wachsende Leserschaft sowohl bei Frühgeborenen-Familien als auch bei Fachpersonal hat.

Seit dem Millennium bietet der Verband mit seiner Hotline zudem niedrigschwellige Telefonberatung für Frühgeborenen-Familien und Angehörige an. Im Jahr 2003 konnte mithilfe von Aktion Mensch die erste Geschäftsstelle in Frankfurt am Main bezogen werden. Aus einem 25 qm-Büro wurde inzwischen eine Büroetage mit drei Büroräumen und einem Seminarbereich, wo kleinere Fortbildungen und Elterntreffen stattfinden. Aus zwei hauptamtlich Beschäftigten sind inzwischen sieben Hauptamtliche und weit mehr als 30 Ehrenamtliche geworden.

Unserem Verband war es immer wichtig, deutlich zu machen, dass die Folgen einer Frühgeburt sich meist nicht mit Entlassung aus der Klinik verflüchtigen oder auswachsen. Betroffene Familien benötigen oftmals auch bei weiteren Lebensabschnitten Rat und Begleitung, wie z. B. am Beginn der Fremdbetreuung von Frühgeborenen in Krippe oder Kita und beim Eintritt ins Schulalter. Daher sollten alle Berufsgruppen, die mit Frühgeborenen jemals in Kontakt kommen, also außer Klinikpersonal auch Nachsorgeteams, Hebammen, Therapeut(inn)en, Praxisteams bei Kinderärzt(inn)en, Pädagog(inn)en und andere, mit deren Bedürfnissen und Besonderheiten vertraut sein, um ihre fachliche Expertise möglichst hilfreich einbringen zu können.

Zudem ist Öffentlichkeitsarbeit eine enorm wichtige Aufgabe, um allen Mitmenschen die Bedürfnisse frühgeborener Kinder und ihren Familien nachzubringen. Nur so kann in unserer Gesellschaft das Verständnis für die betroffenen Familien und eine bedürfnisorientierte Begleitung entstehen.

Unsere Stärke liegt in der multiprofessionellen Zusammenarbeit mit Expert(inn)en verschiedener Fachdisziplinen. Daraus entstanden bereits mehrere Handlungsempfehlungen für neonatologische Klinikteams und andere Professionen, wie z. B. Leitsätze zur entwicklungsfördernden Betreuung in der Neonatologie[1], Praxisanleitung für psychosoziale Elternberatung in der Neonatologie[2] sowie Empfehlungen für Palliativversorgung und Trauerbegleitung in der Peri- und Neonatologie[3]. Aktuell sind in Zusammenarbeit mit einer zwölfköpfigen Expertengruppe Leitsätze zur Ernährung von Frühgeborenen in Erarbeitung.

Das politische Engagement – ebenfalls im Zusammenwirken mit Fachgesellschaften und anderen Kooperationspartnern – erbrachte bereits einige Verbesserungen, u. a. in Form der verlängerten Mutterschutzfrist bei Frühgeburt[4], psychosozialer Familienbegleitung als Qualitätsmerkmal in Perinatalzentren[5] sowie die Anpassung des Bundeselterngeld- und Elternzeit Gesetz BEEG[6] an die Belange von Eltern frühgeborener Kinder. Auch familienorientierte Versorgung in Perinatalzentren ist eines unserer zentralen Anliegen, welche Eltern und Kind bereits von Beginn an als familiäre Einheit sieht und entsprechende Konzepte in der perinatalen und neonatalen Phase umsetzt.

Inzwischen wurde aus dem Verband eine anerkannte Patientenorganisation für Frühgeborene und kranke Neugeborene und ihre Familien. In den nahezu 30 Jahren haben wir dank des großen Engagements unserer Mitglieder und Förderer viel erreicht. Zu sehen, wie sich die Lebens- und Entwicklungsbedingungen für Frühgeborene in dieser Zeit verbessern ließen, spornt uns an, auch aktuellen Herausforderungen wie z. B. dem wichtigen Thema Pflegepersonalmangel zu begegnen und gemeinsam mit allen Akteuren nach Lösungen zu suchen. Zudem sind wir zunehmend als Patientenvertreter in Leitlinien- und Qualitätsgremien vertreten und vertreten die Familiensicht bei Studienvorhaben.

Einiges davon konnte ich als inzwischen gewählte Vorsitzende unseres Verbands begleiten. Ich bin meinen Vorgänger(inne)n und Mitstreiter(inne)n sowie unseren Förderinnen und Förderern sehr dankbar, dass bereits so vieles bewegt werden konnte und hoffentlich noch vieles gemeinsam bewegt werden wird.

---

1 Bundesverband „Das frühgeborene Kind" e. V. (Hrsg.) (2006): Leitsätze zur entwicklungsfördernden Betreuung in der Neonatologie. Frankfurt am Main. Bundesverband „Das frühgeborene Kind" e. V.
2 Bundesverband „Das frühgeborene Kind" e. V. (Hrsg.) (2014): Elternberatung in der Neonatologie. Ein Praixs-Leitfaden des Bundesverbands „Das frühgeborene Kind" e. V. Frankfurt am Main. Bundesverband „Das frühgeborene Kind" e. V.
3 Bundesverband „Das frühgeborene Kind" e. V. (Hrsg.) (2018): Leitsätze für Palliativversorgung und Trauerbegleitung in der Peri- und Neonatologie. Frankfurt am Main. Bundesverband „Das frühgeborene Kind" e. V.
4 MuSchG, Absatz 2.1 § 3 Schutzfristen vor und nach der Entbindung. 01. 01. 2018.
5 QFR-RL des G-BA, Beschluss vom 20. 06. 2013, Anlage 2, I.4.3 & II.4.3, in Kraft getreten am 01. 01. 2014.
6 URL: https://www.bmfsfj.de/bmfsfj/service/gesetze/zweites-gesetz-zur-aenderung-des-bundeselterngeld-und-elternzeitgesetzes-147674 (letzter Aufruf: 12. 04. 2021).

5 Resümee

Es lohnt sich, motiviert für eine Sache einzutreten, die einem sehr am Herzen liegt. Die Erkenntnis, dadurch etwas Bedeutendes für andere bewegen zu können, hält die Motivation auch in schwierigen Phasen aufrecht. Und wenn es gut läuft und sich Erfolge einstellen, brennt man umso mehr dafür. Heute kann ich sagen, das war wohl meine Bestimmung, an einem bedeutsamen Punkt meines Lebens in diese Richtung gegangen zu sein, woraus sich sinnerfülltes Handeln entwickelt hat. Die schönste Begleiterscheinung ist die, meinen Sohn heute bei der Ausübung seines Hobbys begleiten zu dürfen: der Sportfliegerei! Nach all den anfänglichen Komplikationen in seinem jungen Leben durften wir nämlich sein gesundes Heranwachsen erleben, und dass er sich diesen Traum inzwischen erfüllen kann, ist mein schönstes Geschenk.

Teil 3: **Fallporträts von den befragten Familien der Panelstudie von 2009 bis 2020**

Michaela Gross-Letzelter

Fallporträts von den befragten Familien der Panelstudie von 2009 bis 2020

In den folgenden Kapiteln werden immer wieder Ergebnisse der Längsschnittstudie dargestellt.[1] Um einen Überblick über die befragten Familien zu bekommen, werden diese über alle Befragungen hinweg kurz vorgestellt. Wie in den Anmerkungen zum methodischen Vorgehen bereits beschrieben, gab es inzwischen drei Erhebungswellen. Im Jahr 2009 wurden elf Familien befragt, bei der zweiten Befragung 2015 stellen sich nur noch fünf Familien für ein Interview zur Verfügung. Somit betrug der Panelschwund sechs Familien. Im Jahr 2020 konnten nochmals zwei Familien von 2009 für eine erneute Befragung gewonnen werden. So wurden im Jahr 2020 sieben Familien interviewt. Im Folgenden werden alle Familien kurz porträtiert. Anhand der Jahreszahlen lässt sich ersehen, bei welchen Erhebungen die Familien jeweils dabei waren.

1 Kurzporträts der befragten Familien 2009 bis 2020

1.1 Elias und Eric

Im Jahr 2009

Elias[2] und Eric[3] wurden in der 31. SSW mit über 1500 Gramm geboren. Sie sind die einzigen Kinder der Familie E. Die Zwillingsschwangerschaft war von einer vorherigen Fehlgeburt beeinflusst. Erst sehr spät wurde damals erkannt, dass dieses Kind nicht lebensfähig sein würde. Frau E hatte daraufhin eine Totgeburt. Dieses einschneidende Erlebnis überlagerte die Zwillingsschwangerschaft und beeinflusste auch zu diesem Zeitpunkt noch den Familienalltag. Elias und Eric sind gesund und entwickeln sich normal. Frau E ist durch die traumatische Fehlgeburt sehr belastet. Sie hat sich viele Ressourcen geschaffen, um ihr Leben zu bewältigen. Wegen des verstorbenen Kindes besucht sie eine Trauergruppe, hat eine Haushaltshilfe und verfügt über ein stabiles soziales Umfeld, sowohl in der Nachbarschaft als auch in der Familie. Ihr Mann ist sehr in der Kinderbetreuung engagiert.

---

1 Vgl. Anmerkungen der Herausgeberin zum methodischen Vorgehen.
2 Alle Namen wurden anonymisiert. Die befragten Familien wurden mit Buchstaben bezeichnet. Die Kinder erhielten Namen mit diesen Anfangsbuchstaben. So können die Kinder den Familien zugeordnet werden.
3 Alle Kurzporträts aus dem Jahr 2009, zitiert aus Michaela Gross-Letzelter (2010): Frühchen-Eltern, S.48 ff.

https://doi.org/10.1515/9783110735857-010

Im Jahr 2015

Die Zwillinge Elias und Eric gehen in die 2. Klasse einer Regelschule, aber in getrennte Klassen. Sie sind beide musikalisch und spielen Klavier. Frau E arbeitet drei Tage pro Woche und hat immer wieder Zeiten, in denen es ihr psychisch nicht gut geht. Sie hat ein stabiles Netzwerk, das ihr in diesen Phasen hilft. Der Mann steht ihr in allen Bereichen unterstützend zur Seite, die Familie hat ein Au-pair-Mädchen, und Frau E befindet sich in therapeutischer Behandlung. Das Interview wurde zunächst mit der Mutter und am Ende mit beiden Eltern geführt.

Im Jahr 2020

Die Zwillinge gehen jetzt in die 7. Klasse Realschule, erstmals in eine gemeinsame Klasse. Das hat sich durch die Schwerpunktwahl ergeben, da sie beide den mathematischen Zweig gewählt haben und es nur eine Klasse mit dieser Fachrichtung gibt. Beide Jungen haben schon die biologischen Merkmale der Pubertät wie eine tiefe Stimme oder den Wachstumsschub. Die Gesundheit von beiden Jungen wird als sehr robust beschrieben. Ansonsten zeigt sich die Pubertät in ihrem Verhalten noch nicht. Elias und Eric sind sich als eineiige Zwillinge optisch sehr ähnlich, aber charakterlich sehr unterschiedlich. Elias hat eine isolierte Rechtschreibstörung.[4] Die Zwillinge sind weiterhin musikalisch und spielen neue Musikinstrumente. Mit dem Homeschooling kommen inzwischen beide Jungen gut zurecht. Vater E arbeitet zu Hause und ist während des Homeschoolings für Fragen erreichbar. Mutter E arbeitet 4 Tage die Woche, jetzt wieder außer Haus. Sie erhält seit 2015 Medikamente, und seitdem geht es ihr psychisch sehr gut. Das Interview wurde mit beiden Eltern geführt.

1.2 Felix

Im Jahr 2009

Felix kam bereits in der 26. SSW mit unter 800 Gramm zur Welt. Sein Krankenhausaufenthalt verlief sehr dramatisch. Felix ist das einzige Kind, und seine Mutter musste ihren Alltag vollständig auf die besonderen Bedürfnisse ihres Sohnes abstimmen. Das erste Jahr zu Hause war gesundheitlich für Felix sehr belastend und für die Mutter aufgrund der Infektionsgefahr von Isolation geprägt. Frau F stößt mit dem Wunsch nach bestmöglicher Förderung von Felix auf Bürokratiehürden und fehlendes Verständnis seitens der Institutionen. Das soziale Umfeld ist vorhanden, kann aber wenig Hilfe und Unterstützung anbieten.

---

4 Nach dem ICD-10 der WHO: F81.1 Isolierte Rechtschreibstörung: „Eine isolierte Rechtschreibstörung zeigt sich anhand von Leistungsdefiziten im Buchstabieren sowie der korrekten Wortschreibung. Diese Form der Beeinträchtigung tritt isoliert auf, d. h. unabhängig und ohne beobachtbare Schwierigkeiten beim Lesen." URL: https://www.bvl-legasthenie.de/legasthenie.html (letzter Aufruf: 21.04.2021).

Im Jahr 2015

Felix ist entwicklungsverzögert, er ging drei Jahre in den Förderkindergarten und besuchte danach das schulvorbereitende Jahr. Es folgte die Einschulung mit sieben Jahren in eine Regelschule. Felix erhält Unterstützung durch einen Schulbegleiter. Er ist nun in der 3. Klasse. Die Mutter hat ihren Beruf aufgegeben und ist ganz für die Betreuung und Unterstützung ihres Sohnes da.

Im Jahr 2020

Zwischen den Interviews wurde bei Felix eine auditive Wahrnehmungsstörung[5] diagnostiziert. Die Diagnose war eine Erleichterung für die Familie F. Nun konnte Felix gezielt geholfen werden. Er geht in eine Realschule, die speziell auf seine Einschränkung ausgerichtet ist, in die 8. Klasse. Im Rückblick lassen sich nun Felix Schwierigkeiten in der Schule mit seiner Beeinträchtigung erklären. Felix fühlt sich in der Schule und in der Klasse wohl. Vater F befindet sich im Homeoffice. Felix benötigt auch zuzeiten des Homeschoolings eine feste Tagesstruktur. Mutter F konzentriert sich auf die Familie, und Felix erfährt von seiner Mutter eine starke Förderung. Felix ist eher ein ängstlicher Mensch. Er wird medikamentös gegen ADHS behandelt. Mutter F sieht die Frühgeburt als Verstärker von Felix Problemen an, die er vielleicht genetisch sonst auch gehabt hätte.

1.3 Gina

Im Jahr 2009

Gina erblickte in der 30. SSW mit 1100 Gramm das Licht der Welt. Sie hat eine ältere Schwester, Gemma. Zwischen den beiden Mädchen hat Frau G eine Fehlgeburt erlitten. Dadurch war die Schwangerschaft mit Gina sehr belastet. Die Angst, dass das Kind im Mutterleib wieder sterben könnte, war bei Frau G stets vorhanden. Die Schwangerschaft wurde engmaschig überwacht. Gina ist sehr klein und zierlich, entwickelt sich aber ansonsten völlig normal. Die Belastungen waren vor allem während der Schwangerschaft und in der Klinik spürbar. Nun lebt die Familie einen normalen Alltag, wie Frau G betont. Das soziale Umfeld war eine große Unterstützung,

---

5 „Auditive Verarbeitungs- und Wahrnehmungsstörungen (AVWS), auch auditive Verarbeitungsstörungen (AVS) genannt, sind Störungen der Weiterverarbeitung gehörter Informationen. Dabei liegt weder eine Störung des Hörorgans selbst, noch eine Intelligenzminderung vor. Die Störungen betreffen den Hörnerven. Der Hörnerv leitet die Informationen an das Großhirn weiter, die dann dort weiter verarbeitet werden. Der Prozess der Weiterverarbeitung wird in auditive Teilfunktionen unterteilt, die in unterschiedlicher Art und Ausprägung betroffen sein können. Zu den auditiven Teilfunktionen gehören: Lokalisation (Richtung und Entfernung der Schallquelle), Diskrimination (Unterscheiden), Selektion (Herausfiltern) und Dichotisches Hören (beidohriges Hören)" URL: https://www.dbl-ev.de/lo gopaedie/stoerungen-bei-kindern/stoerungsbereiche/komplexe-stoerungen/auditive-verarbeitungs-und-wahrnehmungsstoerung/ (letzter Aufruf: 17. 04.2021).

gerade als Gina noch in der Klinik lag. Wenn die Eltern sich die Betreuung für die ältere Tochter nicht leisten konnten, holten und brachten Nachbarn sie zur Schule und nahmen sie am Nachmittag zu sich.

Im Jahr 2015

Gina wurde mit fünf Jahren eingeschult und besucht die 3. Klasse der Regelschule. Bei ihrer großen Schwester Gemma wurde Diabetes Typ 1 festgestellt. Die Familie lebt mit dieser chronischen Krankheit. Frau G arbeitet in einer verantwortungsvollen Position und vereinbart Beruf und Familie.

Im Jahr 2020

Gina geht in die 8. Klasse eines Gymnasiums. Durch die Schwerpunktwahl haben sich die Klassen neu zusammengefunden. Durch Corona gibt es für Gina wenig Kontaktmöglichkeiten in der neuen Klasse. Mutter G war eine Zeit im Homeoffice, was als Naturwissenschaftlerin schwierig war. Sie ist nun wieder an ihrer Arbeitsstätte. Vater G war schon sehr früh im Homeoffice. Gina ist kurz davor, wieder in die Schule gehen zu dürfen. Nach Anfangsschwierigkeiten im Homeschooling, in denen die Zeit als Ferien aufgefasst wurden und die Lehrer(innen) nicht genügend erreichbar waren, hat es sich nun eingespielt. Die ältere Schwester Gemma studiert bereits und ist nun wegen ihrer chronischen Erkrankung als Risikopatientin zu Hause, bevor sie im nächsten Semester in ein neues Studienfach an einem andere Studienort wechselt. Gina spielt mehrere Instrumente und war eine zeitlang im Schulorchester. Die Sportvereinsaktivitäten wie Handball hat sie aufgegeben.

1.4 Hannes

Im Jahr 2009

Hannes hat mehrere ältere Geschwister, die alle keine Frühgeborenen sind. So kam die Frühgeburt für die Familie H völlig überraschend. Hannes wog 1500 Gramm bei der Geburt und kam in der 31. SSW zur Welt. Hannes hatte einen schwierigen Verlauf in der Klinik, ist aber jetzt gesund und hat sich normal entwickelt.

Die Belastungen ergaben sich vor allem zu der Zeit, als Hannes in der Klinik lag und seine älteren Geschwister zu Hause gleichzeitig betreut werden mussten. Durch die weiten Anfahrtswege verschärfte sich die Situation nochmals. Das soziale Umfeld unterstützte Familie H sehr.

Im Jahr 2020

Hannes ist inzwischen zwölf Jahre alt und hat sich – laut seiner Mutter – gut entwickelt. Er geht in die 6. Klasse einer Privatschule, in der sein Vater Lehrer ist und auch seine Mutter arbeitet. Die Eltern teilen sich die Arbeit zu Hause auf. Die Mutter macht mit Hannes das Homeschooling. Durch die Schulform ist noch nicht festgelegt, welchen Schulabschluss er machen wird. Er spielt Klavier. Hannes hat einen großen

Bewegungsdrang. Vor zwei Jahren hat er ohne Fremdverschulden einen schweren Unfall in der Schulpause gehabt. Der Vorfall hat ihn sehr erschüttert. Seit dem Unfall ist er ängstlicher geworden. Die Familie ist zudem belastet durch den älteren Bruder von Hannes, der unter einem Herzfehler leidet.

1.5 Ingo und Ian

Im Jahr 2009

Die Zwillinge Ingo und Ian wurden in der 33. SSW mit über 1500 Gramm geboren. Sie sind gesund und haben sich normal entwickelt. Die Frühgeburt kam völlig überraschend und war gefährlich für die Mutter. Frau I lag nach der Geburt auf der Intensivstation, was für sie eine besondere Belastung darstellte.

Familie I wohnt sehr weit weg vom Klinikum, das von ihren Ärzten wegen der spezialisierten Neonatologiestation empfohlen wurde. Die weiten Anfahrtswege stellten eine besondere Belastung für die Familie I dar, ebenso die Trennung von den Kindern nach der Geburt, während Frau I auf der Intensivstation lag.

Nun lebt Familie I einen normalen Alltag. Sie wohnt in nächster Nähe zur gesamten Familie und habt ein soziales Umfeld aus Freunden und Nachbarn, die sie unterstützen könnten, wenn sie es bräuchten. Das Interview wurde mit beiden Eltern geführt.

Im Jahr 2020

Ingo und Ian sind zweieiige Zwillinge und inzwischen 14 Jahre alt. Ingo geht in die 8. Klasse Gymnasium und Ian ebenfalls in die 8. Klasse, aber in die Realschule. In der Grundschule waren sie zusammen in einer Klasse gewesen. Beide Jungen sind sportlich aktiv. Durch die Dorfgemeinschaft sind sie gemeinsam in verschiedenen Vereinen. Beide beherrschen verschiedene Instrumente und spielen zusammen in einer Musikgruppe. So haben sie im Ort einen gemeinsamen Freundeskreis und jeder für sich Schulfreunde. Die Zwillinge leiden unter den Kontaktbeschränkungen durch Corona. Mutter I hat angefangen, Teilzeit zu arbeiten. Vater I ist in Kurzarbeit und teilweise im Homeoffice. Die Zwillinge werden als stabile, gesunde Kinder beschrieben. Ein Cousin der Zwillinge ist ebenfalls frühgeboren und leidet stark unter den Folgeschäden. So ist die Dankbarkeit von Familie I umso größer, dass ihre Zwillinge gesund sind. Das Interview wurde mit beiden Eltern geführt.

1.6 Johanna

Im Jahr 2009

Johanna wurde in der 30. SSW mit 930 Gramm geboren. Die Schwangerschaft war für Frau J sehr belastend. Sie trägt beruflich eine alleinige große Verantwortung. Es war kaum möglich, ihren Ausfall zu organisieren. Zugleich wollte Frau J das Beste für ihr Kind. Dieser fast unauflösbare Zwiespalt stürzte sie in große Verzweiflung. Darüber hinaus war Frau J während der Schwangerschaft gesundheitlich stark eingeschränkt. Johanna hatte einen einfachen Verlauf in der Klinik, ist gesund und normal entwickelt. Die belastende Situation in der Schwangerschaft bestimmt noch zu diesem Zeitpunkt das Leben von Frau J. Das mangelnde Verständnis für ihre außerordentliche Lage beschäftigt sie besonders. Ihr Mann ist ihr aber eine große Unterstützung. Er fühlt mit ihr und engagiert sich sehr in der Kinderbetreuung. Das Leben der Familie J ist stark religiös geprägt.

Im Jahr 2015

Johanna wurde mit sieben Jahren eingeschult und besucht die 1. Klasse der Regelschule. Sie benötigt immer wieder Therapien. Die Eltern J fühlen sich von Ärzten und Institutionen bevormundet und in ihrer Eigenschaft als Eltern kritisiert. Sie sehen eine der Ursachen darin, dass sie einen Rollentausch vorgenommen haben. Seit der Geburt kümmert sich der Vater ganztägig um Johanna und Frau J leitet den eigenen Betrieb. Das Gefühl, dass sie als Eltern schrittweise entmündigt werden, belastet beide Eltern sehr, aber insbesondere die Mutter. Beim Interview waren beide Eltern anwesend.

Im Jahr 2020

Johanna geht in die 6. Klasse einer Mittelschule. Sie hat erst vor wenigen Wochen von der Realschule dorthin gewechselt. Durch Corona und Homeschooling gab es kaum Möglichkeiten, die neuen Mitschüler(innen) kennenzulernen. Auch alte Freundschaften sind durch Corona eingeschränkt. Die Mutter J ist durch die Leitung des eigenen Betriebs stark eingespannt. Die Kontrollen und Vorschriften für solche Betriebe werden immer mehr, was als große Belastung erlebt wird. Vater J kümmert sich um das Homeschooling. Johanna muss immer wieder ermutigt werden, konzentriert bei der Sache zu bleiben. Alle helfen im Betrieb mit, um die Mutter zu unterstützen. Als großes Hobby hat Johanna das Theater für sich entdeckt. Johanna ist sehr klein und leicht und hat gesundheitliche Probleme. Frau J hat die Frühgeburt und die Folgen als traumatisches Ereignis erlebt. Das Interview wurde mit beiden Eltern geführt.

1.7 Konstanze und Kornelia

Im Jahr 2009

Der Verlauf der Zwillingsschwangerschaft von Konstanze und Kornelia war sehr dramatisch. Sie kamen in der 28. SSW mit ca. 1000 Gramm zur Welt. Lange Zeit sah es so aus, als würde Frau K die Kinder verlieren. Sie lag viele Wochen im Klinikum und musste mit ihrem Mann schwerwiegende Entscheidungen treffen. Sie haben noch einen älteren Sohn Kilian. Die langen Krankenhausaufenthalte erst der Mutter und später der Zwillinge erforderte eine genaue Organisation der Betreuung von Kilian.

Familie K lebt eng mit ihrer weiteren Familie zusammen, und Eltern und Geschwister halfen in dieser Zeit bei der Betreuung des älteren Sohnes. Ihr Glaube und ihre Vernetzung in der Kirche halfen dem Ehepaar K in der für sie so belastenden Zeit. Die Zwillinge haben sich altersgerecht entwickelt und Familie K lebt einen normalen Alltag. Doch die Belastungen der ersten Zeit sind noch spürbar. Bei dem Interview waren Mutter und Vater anwesend.

Im Jahr 2015

Konstanze und Kornelia besuchen die 2. Klasse der Regelschule. Beide spielen ein Musikinstrument, Klavier und Cello. Die Mutter K hat ein Trauma erlitten durch die gesundheitlichen Probleme des Sohnes Kilian nach dessen Geburt und durch die dramatische Zwillingsschwangerschaft und Frühgeburt. Es äußert sich durch Ängste und Sorgen, die sie sich um die gesunden und gut entwickelten Kinder macht. Das Interview wurde mit beiden Eltern geführt.

Im Jahr 2020

Alle drei Kinder gehen auf das Gymnasium. Konstanze und Kornelia besuchen die gleiche 7. Klasse und ihr großer Bruder Kilian ist in der 10. Klasse. Alle drei Kinder sind zum Zeitpunkt des Interviews im Homeschooling zu Hause. Alle sind technisch gut ausgerüstet und bearbeiten sehr zuverlässig eigenständig ihre Arbeitsaufträge. Die drei Kinder spielen mehrere Instrumente, teilweise auf sehr hohem Niveau. Die Zwillinge sind beide im Chor. Die vielfältigen Sportaktivitäten von Konstanze und ihrem Bruder sind durch Corona weggefallen. Beide Mädchen sind sehr früh in die Pubertät gekommen. Mutter K ist Lehrerin und in der Notbetreuung. Zugleich muss sie das Homeschooling für ihre eigene Klasse organisieren. Vater K hat sich beruflich verändert und hat nun einen neuen Tätigkeitsbereich. Er arbeitet teilweise im Homeoffice und teilweise im Büro. Die Frühgeburt ist bis heute für Mutter K eine psychische Belastung. Das Interview wurde mit beiden Eltern geführt.

Teil 4: **Frühgeborene in Institutionen: Krippe, Kindergarten und Grundschule**

Michaela Gross-Letzelter, Franziska Baur, Sonja Becker, Sonja Scharpf, Martina Winkler

Handlungsempfehlungen für Erzieher(innen) in der Krippe und im Kindergarten

Wie die vorherigen Beiträge gezeigt haben, muss auf die spezielle Situation von Frühgeborenen eingegangen werden, damit ihre Entwicklung bestmöglich gefördert werden kann. Insbesondere wenn Frühgeborene erstmals in eine Institution wie Kinderkrippe oder Kindergarten kommen, sind einige Aspekte zu beachten, um für sie und ihre Eltern gute Bedingungen zu schaffen. In diesem Beitrag[1] werden auf Basis der bereits dargestellten Erkenntnisse Handlungsempfehlungen für das Personal in der Krippe und im Kindergarten[2] gegeben.

Handlungsempfehlung 1: Beachtung des korrigierten Alters

Um das „korrigierte Alter" (Müller-Rieckmann 2020: 26) zu bestimmen, muss die fehlende Zeit „zwischen dem errechneten Geburtstermin und der erreichten SSW" (Müller-Rieckmann 2020: 26) ausgerechnet werden. Diese Differenz wird in Folge vom Gestationsalter abgezogen (Müller-Rieckmann 2020: 26). Dies soll anhand eines Beispiels eines in der 29. SSW geborenen Kindes verdeutlicht werden: Von 40 Wochen (regulärer Schwangerschaft) werden 29 SSW substrahiert. Diese Differenz (11 Wochen) wird vom eigentlichen Alter abgezogen, um das korrigierte Alter zu erhalten. Dieses ist zu berücksichtigen um adäquat auf die kindlichen Bedürfnisse eingehen zu können und um falsche Erwartungen oder Rückschlüsse in der „körperlichen, seelischen und geistigen Entwicklung" (Müller-Rieckmann 2020: 26) zu vermeiden.[3]

> [...] Der Felix ist sehr spät gelaufen [...] Im Mai ist er gekrabbelt. Da war er in echt ein Jahr. Also am Papier ein Jahr und korrigiert [...] war er acht Monate. Da ist er gekrabbelt. Und jeder hat gesagt,

---

1 Dieses Kapitel wurde aus dem Buch Frühchen im Lebenslauf und Soziale Arbeit von 2017 übernommen und überarbeitet.

2 Die Handlungsempfehlungen wurden von Michaela Gross-Letzelter für einen Vortrag für Krippenerzieher(innen) abgeleitet, die wörtlichen Zitate stammen aus Interviews, die von ihr mit Eltern mit Frühgeborenen geführt wurden (2009 und 2015). Die Beschreibung der besonderen Situation von Frühgeborenen stammt aus unterschiedlichen Quellen: Zum Teil ist sie wörtlich aus der mit einem Preis ausgezeichneten Diplomarbeit von Martina Winkler (geb. Baumgartner) aus dem Jahr 2009 entnommen, die ebenso wie die Interviewpassagen von 2009 teilweise schon in Gross-Letzelter (2010) veröffentlich wurden. Zum anderen setzt sie sich aus den Beiträgen von Franziska Baur, Sonja Becker und Sonja Scharpf aus diesem Buch bzw. aus den jeweiligen BA-Arbeiten zusammen, wie in den entsprechenden Kapiteln angegeben.

3 Die Interviews wurden von Michaela Gross-Letzelter 2009 und 2015 durchgeführt (vgl. Anmerkungen der Herausgeberin zum methodischen Vorgehen).

https://doi.org/10.1515/9783110735857-011

mei, wenn der also da oben ein Jahr ist, dann läuft er. Und er ist aber nicht gelaufen. Der ist gekrabbelt, der hat Akrobatik gemacht [...] Der ist nicht gelaufen [...], tja dann (hat man, M. G.-L.) gedacht, naja, vielleicht ist doch irgendwo was kaputtgegangen. Man [...] sozusagen [...] das ist halt bei den Kindern [...] sieht man das halt nicht [...] sieht man das anders. Und dann aber zu Weihnachten ist er dann gelaufen. Aber das ist dann [...] Der ist über ein halbes (Jahr, M. G.-L.). gekrabbelt. [...] Und dann hat er gefunden: jetzt will ich!, und dann ist der innerhalb von zwei Wochen sicher gelaufen. Und der wollte auch nie an der Hand gehen oder irgendwas [...] das [...] Ne!

I:[4] War das für Sie eine große Erleichterung?

B:[5] Ja, natürlich! (Mutter F)[6]

Felix war somit ein Jahr und sieben Monate alt, als er gelaufen ist, korrigiertes Alter: ein Jahr und drei Monate. Das zeigt, dass Frühgeborene auch mit korrigiertem Alter nicht immer die Entwicklungsschritte erreichen, die für ihr Alter typisch sind. Daraus ergibt sich die erste Handlungsempfehlung für Erzieher(innen) in der Krippe:

Kommt ein Frühgeborenes, das in der 28. SSW geboren wurde (also zwölf Wochen zu früh), beispielsweise mit einem Jahr in die Krippe, dann ist es eigentlich erst neun Monate alt. Das hat Auswirkungen auf die Entwicklung, besonders auf die motorische Entwicklung wie Rollen, Krabbeln und Laufen. Erzieher(innen) müssen lernen, sich auf das Entwicklungsniveau und die Bedürfnisse von Frühgeborene einzustellen. Da Eltern von Frühgeborenen oft selbst verunsichert sind, ob ihr Kind den Entwicklungsstand etwa gleichaltriger Kinder hat, sollten sie in intensivem Austausch und Kontakt mit dem pädagogischen Personal stehen. Dieses muss, um adäquat auf das Kind eingehen zu können, über die Frühgeburt informiert sein, um die unterschiedlichen Facetten der Entwicklung im Blick zu behalten. Unter anderem sollten die Erzieher(innen) abklären, inwieweit das Frühgeborene von spezialisierten Ärzt(inn)en versorgt ist. Eigene Beobachtungen der Erzieher(innen) können den Eltern als Orientierungshilfe dienen, ohne diese zu verunsichern.

Handlungsempfehlung 2: Ernährung

Auch nach der Entlassung aus der Klinik muss die Ernährung von Frühgeborenen angepasst werden (Haiden et a. 2012: 491 ff). „Insbesondere wenn ein Frühchen bei seiner Geburt noch sehr unreif und klein war, dann kann es sein, dass anfängliche Probleme bei der Nahrungsaufnahme nicht einfach mit zunehmender Reife verschwinden." (Bundesverband „Das frühgeborene Kind" 2008: 34) Besonders Ge-

---

4 „I" steht für Interviewerin Michaela Gross-Letzelter.
5 Interviewpartner (B) sind Eltern von Frühgeborenen aus dem Jahr 2009 und 2015.
6 Mutter F: Die befragten Familien wurden aus Anonymitätsgründen mit Buchstaben bezeichnet: Mutter F ist die Mutter von Felix (Name des Frühgeborenen geändert). Vgl. Kapitel Fallporträts von den befragten Familien der Panelstudie von 2009 bis 2020.

deihstörungen können die physische wie geistige Reifung des Kindes beeinträchtigen (Sarimski 2000: 19). „Gedeihstörungen führen zu Untergewicht und Wachstumsretardierung, und sie beeinträchtigen die Infektionsabwehr sowie die psychomotorische und intellektuelle Entwicklung des Kindes." (Nützenadel 2011: 642) Das Bewusstsein über die Wichtigkeit der ausreichenden Nahrungsaufnahme kann in Familien zu einem Problem werden.

> [...] Nachdem man uns gesagt hat, dass unser Kind [...] Also der ist zu klein, der ist ein Jahr zu klein [...] Also jetzt vom Standard her ein Jahr zu klein. Da haben die dann auch im (Krankenhaus) angefangen, Terror zu machen. So nach dem Motto „und der isst nicht genug, der wächst nicht genug" und [...]! Also er war [...] also 's Essen war schon [...] sehr belastet. [...] Ich denk, es war auch vom [Krankenhaus] zuerst mal, dass wir unter diesen Druck gesetzt wurden, so nach dem Motto „der muss essen! der muss mehr essen!", sozusagen, „damit der mehr wächst." Und er war sehr [...] und er ist es jetzt immer noch [...] sehr, sehr wählerisch. Und am Anfang, also das ging extrem langsam, ihn an irgendwas Neues zu gewöhnen. [...] Also [...] da ist eigentlich erst so der Knoten [...] der große Knoten hat sich eigentlich erst letztes Jahr gelöst. Es ist aber immer noch nicht so, dass er jetzt da [...] alles isst, ja? (Mutter F)

Die Eltern stehen unter großem Druck, denn sie wissen, dass ihr Kind ausreichend essen muss, aber „Essen" bei dem Frühgeborenen negativ besetzt ist. Dieses Problem wird in die Krippe mitgebracht:

> [...] Wir haben da jetzt auch ein paar Probleme mit der Erzieherin gehabt, da müssen wir jetzt demnächst zum Elterngespräch. Da gibt es eine klärende Aussprache, weil wir mitgekriegt haben, dass er länger am Tisch sitzen musste oder bzw. weil er nicht richtig gegessen hat, da ist er bestraft worden. [...] Zum Beispiel ging es darum, dass er zum Schluss nur noch am Tisch sitzt und dann gesagt wird: „Wenn du aufisst, dann darfst du mit den anderen spielen." Dementsprechend fängt er an zu essen. [...] Den Kopf ganz runter und dann schlingt er alles rein, rein, rein. [...] Er soll ja aufrecht sitzen, nicht so gebückt. Auf der einen Seite sagen sie uns, er soll aufrecht sitzen [...] Wir sagen: Bleib gerade sitzen und den Löffel nach Möglichkeit vom Teller zum Mund. Wir haben so ergonomische Löffel, dass er diese Drehbewegung, die er noch nicht drauf hat, dass die damit erst einmal etwas kaschiert wird, na [...] und die Zeit, die Winterferien, wie er hier war, er hat sich so gebessert, in seiner ganzen Esshaltung [...] überhaupt im Essen. Im Kindergarten müssen wir das wieder [...] Da muss man dann energisch etwas dagegen tun. Das eine Mal, da sollte er ... das war das mit dem Obst, das er nicht essen wollte. [...] Da sollte er Banane essen und die wollte er partout nicht und da gab es [...] Ein Kind hatte Geburtstag und da gab es Katzenzungen und alle haben die gekriegt und er nicht, weil er nicht gegessen hat. Ich denke das ist Bestrafung für die Behinderung, und das finde ich nicht richtig. (Vater A)

Es gibt also zwei Probleme: Das erste ist, dass Frühgeborene aufgrund ihrer Essstörungen aus Sicht der Eltern benachteiligt werden. Das andere ist die Frage, welche Ernährung für Frühgeborene gesund ist.

> [...] Das wissen die (Erzieherinnen, M. G.-L.), dass das Essen unser Hauptproblem ist [...] dass alles mit der Nahrungsaufnahme steht und fällt, weil eben – wie gesagt – Körpergewicht ihm zusetzt, wenn er krank ist [...] und, und, und [...] die ganze Entwicklung, das baut ja alles auf den Reserven auf. Wir erzählen ihr (der Erzieherin, M. G.-L.) vorher auch noch, dass er [...] kein Obst wegen der

> Säure wegen dem Reflux und alles [...]. Und da haben sie (die Ärzte, M. G.-L.) gesagt, es ist schon toll, wenn das Kind irgendetwas mit Freude isst. Und damals hatten wir beim Essen nur die Auswahl zwischen Monte Vanille und Monte Schoko. (lacht) (Vater A)

So stehen Erzieher(innen) vor einem großen Dilemma: Die Ernährung ist ein extrem wichtiges Element für die gesunde Entwicklung von Frühgeborenen. Aber: Die Ernährung muss den Anforderungen eines jeden Kindes genau angepasst sein. So kann z. B. ein eigentlich gesundes Lebensmittel wie Obst für Frühgeborene, die unter Reflux leiden, falsch sein.

Hieraus ergibt sich die zweite Handlungsempfehlung: Es bedarf einer Unterstützung der Eltern bei der Ernährung des Frühgeborenes. Eltern sollten gemeinsam mit dem Kinderarzt/der -ärztin oder einem Facharzt/einer -ärztin abstimmen, wie das Frühgeborene ernährt werden soll. Diese Erkenntnisse müssen dem pädagogischen Personal in der Einrichtung des Kindes transparent gemacht werden. So können diese nachvollziehen, dass es nicht nur um gesunde Ernährung, sondern auch darum geht, dass Frühgeborene lernen, gerne zu essen. Der gesamte Bereich „Ernährung" erfordert ein sensibles Vorgehen der Erzieher(innen) beim Kind und bei den Eltern.

Handlungsempfehlung 3: Reifungsbedingte Probleme

Je unreifer das Frühgeborene auf die Welt kommt, desto größer ist die Gefährdung der weiteren körperlichen Entwicklung der Kinder.[7] Neben Gedeihstörungen und neurologischen Problemen treten auch Schwierigkeiten im Sozialverhalten auf (Singer 2012: 568ff). Zudem erkranken frühgeborenen Kindern (abhängig von ihren Folgeschäden, insbesondere an der Lunge) öfter an wiederkehrenden und auch schweren Infektionen (Sarimski 2000: 19). Die Anfälligkeit für Infektionen kann zu einer kompletten Isolation der gesamten Familie führen, um Ansteckungen zu vermeiden.

> [...] Wir hatten im ersten Jahr mehr oder weniger Hausarrest [...] Dass der sich nichts fängt, genau. [...] Also, da kann es nämlich, wenn es zu irgendeiner Infektion kommt, kommt es sofort zu irgendeiner Herzinfektion, zu Entzündungen. Und das war, glaube ich, eine Hauptgefährdung, das hat mir niemand so [...] verständlich gesagt. Also [...] ich dachte [...], und das war's wahrscheinlich auch, es geht um die allgemeinen Infektionen, weil das Kind einfach zu [...] zu schwach und zu anfällig ist, um dann [...] Weil das zu große Probleme schaffen könnte.
>
> I: Das heißt aber Quarantäne, dass man sich nicht groß mit Freunden mit Kindern trifft, oder dass man [...]
>
> B: (unterbricht): Genau. Wir waren allein das erste Jahr. [...] Ich hab mich auf jeden Kinderarztbesuch gefreut, glauben Sie mir. [...] Und wo Sie jemanden hatten, der wenigstens mit Ihnen geredet hat. (lacht) (Mutter F)

---

7 Alle Auffälligkeiten bei Frühgeborenen sind ausführlich geschildert in Teil 1 Frühgeburt und Frühgeborene – ein wissenschaftlicher Blick auf medizinische, pflegerische und psychosoziale Aspekte.

Nach Sarimski (2000: 117) haben Frühgeborene eine sensorische Erregbarkeit. Sie haben Probleme bei der Regelung bzw. Beeinflussung der Erregung, der Aufmerksamkeit und bei der Koordination von motorischen Reaktionen. In den ersten zwölf Lebensmonaten kann eine hohe Irritierbarkeit auftreten, die sich z. B. durch exzessives Schreien sowie Schlaf- und Fütterungsstörungen äußert (Sarimski 2000: 117).

> [...] Ich mein, das ist [...] wie soll ich mich ausdrücken [...] Das kann sich keiner vorstellen. [...] Der hat auf jedes elektrische Geräusch mit Panik reagiert. Wir konnten nicht staubsaugen, nicht föhnen, nichts. Ja? Also [...]
>
> I: Weil er immer gleich zu schreien angefangen hat, oder?
>
> B: Panisch [...] panisch zum Schreien angefangen. Und er liebt's heute noch nicht. Er toleriert jetzt [...] er kann jetzt intellektuell den Staubsauger erkennen, aber [...] Es geht jetzt schon, wenn er's intellektuell erfasst, was läuft. Aber Sie können einem einjährigen Kind nicht beibringen, das ist der Staubsauger und der tut dir nichts [...] Also das sind halt lauter solche Sachen. Dann hat der dauernd geklammert. Ich hab Tage damit verbracht, am Sofa zu sitzen und dieses Kind zu halten, weil's ihm nicht gut ging, weil [...] Der hat sich nicht ablegen lassen. Ich hab den zwei Jahre nur getragen [...] (Mutter F)

Zu den Langzeitfolgen einer Frühgeburt zählen „Verhaltensauffälligkeiten" (Porz 2010a: 44) wie ein problembehaftetes Miteinander in der Peer-Group, Konzentrations- und Wahrnehmungsschwierigkeiten und Probleme im Selbstwert (Porz 2010a: 44). Außerdem zeigen Frühgeborene oft eine erhöhte Sensibilität gegenüber Lichteinflüssen, Temperaturveränderungen und Berührungen (Müller-Rieckmann 2020: 17).

Es ist somit gut vorstellbar, dass Frühgeborene Probleme haben, wenn sie in einer Kindergruppe erhöhtem Lärmpegel und vielen Reizen ausgesetzt sind. Das kann bis ins Grundschulalter hinein anhalten.

> [...] Er isst auch nicht in der Schule. Er kommt mittags nach Hause.
>
> I: War Ihnen das auch wichtig, dass er eine Halbtagsklasse hat, dass er nach Hause kommt?
>
> B: Er schafft das kraftmäßig nicht.
>
> I: Wär' zu lang einfach, oder?
>
> B: Er braucht [...] Er schafft, das schafft er nicht. Es strengt ihn immer noch sehr, sehr an, alles [...] Also, des is auch was, was immer wieder von Frühchen-Eltern, also, sozusagen [...] Es strengt ihn an, er braucht die Pause. Er braucht den Abstand von den anderen Kindern. Die, die Klasse, das Sozialgefüge, das ist anstrengend, sich da behaupten zu müssen. Und das Lernen [...] Er kommt nach Hause und braucht eine Pause. (Mutter F)

Die dargestellten reifungsbedingten Probleme führen zu folgenden Handlungsempfehlungen: Je früher Frühgeborene zusätzlich gefördert werden, umso eher lassen sich Verfestigungen vermeiden bzw. umso mehr Fortschritte kann die gezielte Förderung erreichen. Erkennen Erzieher(innen) Auffälligkeiten, so sollten die Kinder schnellstmögliche Förderung, z. B. in der Motorik, erhalten. Wenn das Personal für bestimmte Bereiche nicht qualifiziert ist, dann sollte externe Förderung ermöglicht werden. Die Erzieher(innen) sollen fördern, aber auch fordern – das individuelle Entwicklungspotenzial des Kindes sollte entdeckt und genutzt werden. Frühgeborene sind oft anfällig für Infektionen. So sollten die Erzieher(innen) in Absprache mit den Eltern auf Erkennungszeichen achten oder bei in der Krippe umgehenden – auch bei normalerweise harmlosen – Krankheiten die Eltern von Frühgeborenen informieren. Erzieher(innen) sollten ein Bewusstsein dafür haben, dass Frühgeborene empfindlich sind und oft anders reagieren als man es von Kindern in diesem Alter erwartet. Sie müssen Geduld und Einfühlungsvermögen zeigen und auf die Reaktionen des Kindes eingehen, ohne durch zu viel Aktivität den Zustand zu verschlimmern. Sie müssen sich insbesondere auf Panikattacken und exzessives Schreien einstellen. So sollten die Erzieher(innen) beobachten, wann ein solcher Zustand eintritt und worauf das Frühgeborene wie reagiert, um es langsam auf entsprechende Situationen vorzubereiten und heranzuführen.

Handlungsempfehlung 4: Frühgeburt als kritisches Lebensereignis für die Eltern

Wie bereits dargestellt,[8] kann die Frühgeburt zu den kritischen Lebensereignissen gezählt werden. Die Frühgeburt ist ein einschneidendes Erlebnis, welches im ursprünglichen Plan des Lebens nicht vorgesehen ist und in keinem Vergleich zu anderen belastenden Ereignissen steht. Die Ungewissheit der Zukunft stellen für das frühgeborene Kind und für die Mutter eine besondere Belastung dar (Filipp/Aymanns 2018: 58). Sobald ein Kind zu früh geboren wird, werden Eltern mit einer unerwarteten Gegebenheit konfrontiert, die von großen Ängsten und einer erheblichen Anspannung begleitet wird (Binter 2019: 76). Die Erschütterung der Väter sowie Mütter ist enorm, wenn ihr Kind überraschend zu früh geboren wird (Brisch 2011: 132). Es stellt der Beginn der Elternschaft Mütter und Väter vor eine große emotionale Herausforderung, die nach der Geburt bewältigt werden muss (Kobus 2018: 49). Zudem beschäftigt eine Vielzahl der Eltern die Frage nach der Überlebensfähigkeit ihres Kindes (Vandenberg/Hanson 2013: 71).

Der Grund für die Frühgeburt stellt automatisch die Frage nach der Schuld. Es kämpfen insbesondere die Mütter nach einer Frühgeburt mit Schuldgefühlen gegenüber dem Baby. Sie machen sich selbst Vorwürfe, nichts richtig gemacht und die Frühgeburt verursacht zu haben (Sarimski 2000: 59 f.) – meist ohne die genauen medizinischen Fakten zu berücksichtigen. Unter solchen Schuldgefühlen können Mütter extrem leiden. Hier wird in einem Zitat deutlich, welchen Belastungen eine Mutter ausgesetzt ist, deren Kind einen Reflux hat und sich mehrmals täglich erbricht:

> [...] Du nimmst ihn hoch und dann stehst du plötzlich da und bist nass bis auf die Unterhose [...] also [...] und da bist du dann alleine [...] Da hast du das weinende, erbrochene Kind, dem es ganz schlecht geht, und du selber bist nass und [...] alles ist voll [...] ähm [...] das dreimal am Tag [...]

---

8 Vgl. Kapitel Frühgeburt als kritisches Lebensereignis von Franziska Baur.

und das über [...]Wochen, ja Monate, Jahre [...] und du bist mutterseelenalleine. [...] Aber es gab niemanden auf weiter Flur, niemanden [...] wie gesagt [...] ich hatte jetzt noch Pech. Meine Freundinnen haben dann so tolle Ideen gehabt wie: „Ach, dann gehen wir doch mittags Sushi essen von zwölf bis eins." (lacht) Gute Idee, da bin ich total entspannt danach. (Mutter A)

Auch wenn es im Freundeskreis bereits Kinder gibt, sind doch die Lebenswelten mit einem Frühgeborenen als Kind völlig anders.

[...] Aber, sozusagen, es ist ganz klar, die Kinder, die sind halt, wissen Sie, wenn ich, ich, wenn ich Vollzeit arbeite und drei Kinder hab und die ticken alle (normal, M. G.-L.), dann ist das, dann erleben die was anderes, als wir erleben. [...] Also völlige, völlig unterschiedliche Familienwelten, einfach. [...] Man kann sich treffen, aber man geht auseinander und jeder weiß, [...] man lebt ein anderes Leben. (Mutter F)

Eltern von Frühgeborenen müssen sich mit existenziellen Ängsten auseinandersetzen: Überlebt mein Kind? Wird es gesund sein? Wie werden wir die Zukunft schaffen? Diese Eltern mussten sich im Krankenhaus ganz den Ärzt(inn)en und dem Pflegepersonal anvertrauen. Erst wenn das Kind nach Hause kommt, haben die Eltern erstmals die völlige Verantwortung für ihr Kind, was sie teilweise auch überfordert.

[...] Und [...] des war wirklich schwer, weil in der Klinik hast du null Verantwortung und auch, ja [...] im gewissen Sinn natürlich schon Rechte, du wirst als Eltern schon ernst genommen, aber du hast keine eigene Entscheidungsgewalt, sondern es wird halt gemacht, was für das Kind am besten ist [...] Sehr schwer, ihn dazulassen, und andere Leut' wissen viel besser, was für dein Kind gut ist, als du [...] Also ich hatte es bei meiner Freundin gesehen, da wird – da werden die Eltern gefragt, ob das Kind einen Schnulli haben soll oder nicht, ob es Tee trinken soll oder nicht, du hast über alles Mitspracherecht. Zu uns wurd' halt g'sagt: So, wir wissen viel besser, was für ihn gut ist [...] und das fand ich sehr schlimm. [...] So [...] total [...] bevormundet schon. Sicher war das richtig, und natürlich [...] und sie haben ihm das Leben gerettet und wir sind dankbar und es ist ganz toll, dass es das gibt [...] aber ist für einen selber halt dieses komplette Loslassen und Heimkommen ohne Bauch und ohne Kind [...] des war für mich ganz schlimm. (Mutter A)

Die Fragebogenergebnisse[9] zeigen: Das am meisten vorherrschende Gefühl, als das Frühgeborene zum ersten Mal aus dem Krankenhaus nach Hause kam, war Freude, danach wurde von den befragten Eltern Erleichterung als zweite Antwort ausgewählt. Allerdings zeigen die Ergebnisse auch, dass negative bzw. belastende Gefühle wie Unsicherheit und die Sorge, ob die Eltern ohne ärztlichen Beistand mit dem Kind zurechtkommen, ebenfalls eine Rolle spielen.

Oft kommt das Frühgeborene auch aufgrund unregelmäßiger Atmung mit einem Überwachungsmonitor nach Hause, was zu vielen Fehlalarmen führen kann. Dies ist eine zusätzliche Belastung. Deshalb überwiegt bei manchen Eltern weiterhin die Angst um ihr Kind.

---

9 Vgl. Kapitel Forschungsergebnisse zu Belastungen und Unterstützung von Frühgeborenen-Eltern in der Klinik vor der Corona-Pandemie von Michaela Gross-Letzelter.

> [...] Ich glaub einfach [...] also ich glaub, die physische Versorgung war nicht das Problem für uns. Also für mich war es immer noch die Panik so nach dem Motto, das Kind könnte uns ja morgen unter den Fingern wegsterben. (lacht kurz) (Mutter F)

Ängste um das Kind können auch dazu führen, dass Eltern ihr Kind schwer einer anderen Person anvertrauen können. Zudem erfahren Frühgeborene und deren Eltern zumeist erst im Kindergarten- oder Schulalter die notwendige Hilfe, die schon viel früher nötig gewesen wäre, da oftmals erst dann die Schwierigkeiten, mit denen die Kinder und ihre Eltern zu kämpfen haben, interventionsbedürftig erscheinen.[10]

Bezüglich der Frühgeburt als kritisches Lebensereignis für die Eltern ergeben sich folgende Handlungsempfehlungen: Eltern von Frühgeborenen haben ein traumatisches Ereignis durchlebt. Für manche ist die schwere Zeit noch nicht zu Ende. Sie können sich durch die Krankenhauszeit bevormundet fühlen. So müssen Erzieher(innen) sehr behutsam Hilfen anbieten, ohne die Eltern in ihrem erzieherischen Verhalten zu kritisieren oder ihnen eine verantwortungsvolle Elternschaft abzusprechen. Zudem brauchen die Erzieher(innen) Verständnis für die (vielfältigen) Ängste der Eltern. Es kann z. B. sein, dass der Ablöseprozess sowohl vonseiten des Kindes als auch vonseiten der Eltern/Mütter länger dauert als bei einem reifgeborenen Kind. Deshalb ist es sinnvoll, schon in der Krippe mit präventiven Maßnahmen für Frühgeborene und deren Eltern zu beginnen. Wenn Frühgeborene frühzeitig beispielsweise Ergotherapie erhalten, können motorische Defizite vielleicht im Anfangsstadium behoben werden. Damit können mögliche spätere Störungen schon in ihrer Entstehung wirksam bekämpft werden. Bei den Eltern ist die soziale Vernetzung ein wichtiger Aspekt, gerade wenn sie isoliert sind. Manche Frühgeborene-Eltern benötigen professionelle Unterstützung für die Betreuung und die Organisation des Alltags. Dazu sind niedrigschwellige Angebote hilfreich. Wichtig ist, Folgendes zu beachten: Jede Familie eines Frühgeborenen ist anders. Es gibt einfache Verläufe der Entwicklung der Kinder, und es gibt Kinder, die unter Folgeschäden leiden. Es gibt Mütter, die gut mit der extremen Situation zurechtkommen und andere Mütter, die trotz gesundem Frühgeborenen schwer unter Schuldgefühlen oder Ängsten leiden. So muss das Verhalten der Erzieher(innen) immer individuell an das Kind und dessen Eltern angepasst werden. Nicht alle Eltern benötigen Hilfe und Unterstützung. Einige verfügen über ausreichend eigene Ressourcen oder haben bereits Unterstützung eingefordert, andere können die schwere Zeit, die hinter ihnen liegt, abhaken und sich ganz an ihrem Familienleben erfreuen.

Nach dem Besuch von Kindertageseinrichtungen folgt der Eintritt in die Grundschule. Das folgende Kapitel beschäftigt sich mit dem Übergang von Frühgeborenen vom Kindergarten in die Schule. Es werden weitere Forschungsergebnisse der dargestellten Längsschnittstudie aufgeführt.

---

10 Vgl. Kapitel Forschungsergebnisse zu Frühgeborenen vom Kindergarten bis zur Grundschule von Michaela Gross-Letzelter

Michaela Gross-Letzelter

Forschungsergebnisse zu Frühgeborenen vom Kindergarten bis zur Grundschule

Dieser Beitrag beschäftigt sich mit einer weiteren Lebensphase der Frühgeborenen. Sie werden älter, gehen in den Kindergarten und müssen nun den Übergang in die Schule bewältigen. Die Ergebnisse basieren wiederum auf der qualitativen Längsschnittstudie, allerdings nur auf den Erhebungswellen aus den Jahren 2009 und 2015.[1] Die wichtigsten Informationen zu den Eltern sind in den Fallporträts[2] zusammengestellt. Dieser Überblick erleichtert die Einordnung der Ergebnisse.

1 Der Übergang in die Schule – Transition

Im Folgenden werden die Interviewergebnisse dargestellt, die aufzeigen, wie die befragten Eltern die Kindergartenzeit und vor allem den Übergang vom Kindergarten in die Schule ihrer Frühgeborenen erlebt haben.

Der Übergang vom Kindergarten in die Grundschule wird in der Theorie als Transition bezeichnet. „Transitionen sind erwartete oder plötzliche Übergänge im Lebenslauf, in denen das Individuum Lebensbereiche wechselt und dabei Veränderungen in Status, Rolle und/oder Identität erfährt. Auf die Kinder bezogen wird angenommen, dass der Schuleintritt für sie mit tief greifenden, die Identität betreffenden Umstrukturierungen verbunden und von starken Gefühlen begleitet ist." (Faust 2013: 33) Tabelle 1 zeigt, welche Anforderungen die Kinder bewältigen müssen:

---

1 Der Beitrag stammt aus dem Buch Frühchen im Lebenslauf und Soziale Arbeit von 2017.
2 Vgl. Teil 3: Fallporträts von den befragten Familien der Panelstudie von 2009 bis 2020.

https://doi.org/10.1515/9783110735857-012

Tab. 1: Struktur der Entwicklungsaufgaben (Quelle: URL: Staatsinstitut für Frühpädagogik Bayern (IFP), https://www.google.de/url?sa=t&rct=j&q=&esrc=s&source=web&cd=&ved=2ahUKEwijx8qH1unvAhWEhf0HHZ8VDVQQFjABegQIAxAD&url=https%3A%2F%2Fwww.ifp.bayern.de%2Fimperia%2Fmd%2Fcontent%2Fstmas%2Fifp%2Fhintergrundinformationen_zum_verst__ndnis_von_transitionen.pdf&usg=AOvVaw2aTZcuAxnWglgujGWcpeaF, pdf, S. 4 (letzter Aufruf: 24.04.2021).

Ebene des Einzelnen	Ebene der Beziehungen	Ebene der Lebensumwelten
Veränderung der Identität: Erwerb eines Selbstbilds als kompetentes Schulmädchen bzw. kompetenter Schuljunge	Veränderungen von Beziehungen: Verluste in Hinsicht auf Kindergartenfachkraft, auf andere Kinder im Kindergarten, mehr Selbstständigkeit in Hinsicht auf Eltern, evtl. veränderte Beziehungen zu mitbetreuenden Verwandten (Großeltern)	Integration unterschiedlicher Lebensbereiche: Umgebung und Anforderungen von Familie und Schule
Bewältigung starker Emotionen wie Stolz, Freude, Neugier, Ungewissheit oder Bedrohung	Aufnahme neuer Beziehungen zu Lehrkraft und gleichaltrigen sowie älteren Schulmädchen/-jungen, evtl. in zusätzlicher Einrichtung (z. B. Hort)	Wechsel des Curriculums von Elementarpädagogik zum Lehrplan
Kompetenzerwerb: Ausbau von Basiskompetenzen und Erwerb unterrichtsnaher sowie schulischer Kompetenzen Entwicklung eines Gefühls von Zugehörigkeit zur Schülerschaft als einer Gemeinschaft von Lernenden (Wir-Gefühl)	Rollenzuwachs als Schulkind und Verarbeitung von Rollenunsicherheit bei unklaren Erwartungen und drohenden Sanktionen	Evtl. Bewältigung weiterer zeitnaher familialer Übergänge wie Geburt von Geschwistern, Aufnahme oder Verlust von Erwerbstätigkeit der Eltern, Elterntrennung

Die meisten Kinder schaffen den Übergang vom Kindergarten zur Grundschule gut, obwohl viele Anforderungen an sie gestellt werden.

> Nur 4 % bzw. 5 % der Kinder zeigten aus Sicht der Erzieherinnen und Erzieher, Lehrerinnen und Lehrer und Eltern ein halbes Jahr vor sowie nach dem Schuleintritt ängstlich-depressives Verhalten, Aufmerksamkeitsprobleme oder körperliche Beschwerden. Die Kinder, welche [...] Übergangsprobleme nach dem Schulanfang hatten, sind fast ausschließlich Kinder, bei denen sich bereits neun Monate vor der Einschulung Schwierigkeiten im Lernen oder im Verhalten in der Kindertagesstätte beobachten ließen. (Liebers 2013: 67)

Der Übergang verursacht keine psychosozialen Veränderungen des Kindes, sondern verstärkt bestehende Probleme (Faust 2013: 34). Als besonders anfällig werden genannt:

> [...] jüngere Kinder unter den fristgerecht Eingeschulten (aber mit Ausnahme der Einschätzung der technisch-mathematischen Fähigkeiten nicht die vorzeitig Eingeschulten), Jungen, Kinder, die mit

vier Jahren schlechtere Lernvoraussetzungen hatten und aus Elternhäusern mit niedrigerem Bildungsniveau kommen. (Faust 2013: 34)

Frühgeborene werden nicht explizit aufgeführt, aber wenn man sich die Risiken von Frühgeborenen im Schulsystem ansieht, müsste man sie ebenfalls zur Risikogruppe zählen. Frühgeborene haben ein erhöhtes Risiko für Entwicklungsabweichungen, das sog. „doppelte Entwicklungsrisiko" (Gawehn 2011: 21). Dies bedeutet eine Kombination aus biologisch-medizinischen Risiken mit daraus erwachsenden sozialen Einschränkungen. Für die Schule kann dies eine besondere Herausforderung bedeuten.

> Wenn sich z. B. ein Kind im Vorschulalter sehr anstrengen muss, einen Stift im Erwachsenengriff in der Hand zu halten und erste Formen nachzuzeichnen, kann es ein nahezu unüberwindbares Hindernis werden, Aufgaben mit ‚höherem Schwierigkeitsgrad' wie das Schreibenlernen von Buchstaben oder das Abschreiben von einer Tafel zu bewältigen, weil eine grundlegende Fertigkeit noch nicht abschließend erworben wurde. (Gawehn 2011: 21)

Es gibt Untersuchungen, die zeigen, dass ein hoher Anteil von extrem Frühgeborenen nicht die altersentsprechende Grundschulklasse besucht (zwischen 38 % und 60 %), bis zu einem Viertel dieser Frühgeborenen wiederholen eine Schulklasse (Gawehn 2011: 21 f.). „Mit einer Prävalenz von 22,8 % besuchen Frühgeborene häufiger als die reifgeborenen Gleichaltrigen (7,1 %) Förderschulen." (Gawehn 2011: 22) Zudem zeigt sich, dass diese Anfangsschwierigkeiten nicht behoben werden, sondern andauernd während der Schulzeit zu beobachten sind. Man spricht von „stabilen Defiziten in einigen Entwicklungsbereichen [...], die sich keinesfalls über die Zeit auswachsen" (Gawehn 2011: 22). Dies bedeutet, dass Frühgeborene einen kollektiven Übergang bewältigen müssen, der an alle Kinder ihrer Altersstufe gestellt wird. Gleichzeitig wird dieser Übergang mit individuellen Besonderheiten jedes Kindes gestaltet.

> Innerhalb des Bildungssystems sind Heranwachsende mit standardisierten Übergangssituationen konfrontiert, die sich im Rahmen einer Kohorte vollziehen sollen. Die Analyse zeigt, dass gleiche institutionelle Passagen mit subjektiv sehr unterschiedlichen Anforderungen verknüpft sein können, die zu unterschiedlichen Verarbeitungsformen in der individuellen Biografie führen. Das bedeutet, dass auch die kollektiven Statuspassagen im Bildungssystem Erfahrungen bieten, die zur Individualisierung beitragen [...] Die Verknüpfung von Übergang und Leistungsauslese führt dazu, dass biografische Erfahrungen in einem hohen Maß mit den Kategorien von „Erfolg" und „Versagen" verknüpft sind. Individualisierung bedeutet dann auch, in Laufbahnen unterschiedlichen Prestiges eingewiesen zu werden. Dies alles führt dazu, dass bei solchen Übergängen in besonders starkem Maße ein leistungsorientiertes Selbstbild (sei es positiv oder negativ) geprägt wird. (Tillmann 2013: 28 f.)

So hat das Gelingen des Übergangs vom Kindergarten in die Grundschule große Bedeutung für die gesamte Biografie von Frühgeborenen. Hier werden die Weichen für den Bildungsverlauf gestellt. In den folgenden Unterkapiteln wird betrachtet, wie der

Übergang bei den befragten Familien erfolgt ist und welche Schwierigkeiten dabei aufgetreten sind[3].

2 Schwierigkeiten der Frühgeborenen aus Sicht der Eltern

Es fällt auf, dass alle befragten Eltern Schwierigkeiten angeben, die beim Übergang vom Kindergarten in die Grundschule aufgetreten sind.

Die Zwillinge Konstanze und Kornelia konnten beide bereits im Kindergarten fließend und sinnentnehmend lesen. Bei der Schuluntersuchung wurde allerdings festgestellt, dass beide Mädchen nicht optisch differenzieren, Arbeitsaufträge nicht umsetzen und sich nicht konzentrieren können. Diese Diagnose kam für die Eltern völlig überraschend. Es sollte insbesondere Kornelia zurückgestellt und nicht altersgemäß eingeschult werden. Die Mutter konnte diese Diagnose schwer nachvollziehen, da Kornelia Flöte spielte und Noten lesen konnte, was ihrer Meinung nach bedeutet, dass ihre Tochter optisch differenzieren kann. Die Eltern haben nachgeforscht und festgestellt, dass Kornelia schwierige Rahmenbedingungen während der Untersuchung hatte.[4]

> [...] Irgendwann kam raus, dass sie diese Untersuchung machen musste als Allererste. In einem ihr unbekannten Raum, also im Schlafkämmerchen, das abgedunkelt wurde von einem Overhead-Projektor, und es durfte keine Erzieherin mitgehen. Und die Kornelia ist einfach ein schüchterner, unsicherer Typ. Und das Nächste, was sich dann rausgestellt hat, war, dass sie, sie sollte irgendwie Gemeinsamkeiten aus Bildern rausfinden. Und das Kriterium wäre gewesen, das ist alles grün und sie hat nach irgendwas Kompliziertem gesucht, und das tut sie bis heute. Also wenn sie Fehler macht, dann macht sie Fehler, weil sie denkt, das kann nicht so einfach sein, und sie neigt dann eher dazu, zu überkompensieren und irgendwie Schwierigkeiten einzubauen, die gar nicht da sind. (Mutter K, Zeilen 34 – 42)

Die Eltern ließen sich durch das Untersuchungsergebnis nicht davon abhalten, beide Kinder zum geplanten Termin einschulen zu lassen, obwohl es für beide ein früher Zeitpunkt war. Sie sind bis heute zufrieden mit dieser Entscheidung, da die Mädchen sich in der Schule sehr gut entwickelt haben und sich ihre persönliche Einschätzung, dass sie schulreif sind, bestätigt hat. Die Zwillinge gehen in eine gemeinsame Klasse der Regelschule. Die Begründungen dazu sind vielfältig:

---

3 Informationen zu Schulfähigkeit in Bayern, da alle befragten Familien in Bayern leben, findet man in der ersten Auflage des Buches im Exkurs von Mia Fuhrmann (geb. Güngerich), Daniel Lange, Tabea Lange und Luisa Pleßke und unter URL: http://www.lgl.bayern.de/gesundheit/praevention/kinderge sundheit/schuleingangsuntersuchung/ (letzter Aufruf: 06.04.2021).
4 Die Zeilenangaben beziehen sich auf die unveröffentlichten transkribierten Interviews, die von Michaela Gross-Letzelter 2015 durchgeführt wurden.

> [...] Also ich hatte den Kindergarten gebeten, sie explizit zu beobachten, ob die sich irgendwie stören oder sehr unterscheiden. [...] Das war so das eine Kriterium, und dann war für mich rein organisatorisch wichtig, eigentlich sie in einer Klasse zu haben wegen Elternabendterminen, unterschiedliche Stundenplanzeiten [...] Also das war der Wunsch, und dann haben wir auch die Kinder gefragt, und die Konstanze sagte dann lustigerweise auch, ihr ist es egal und die Kornelia sagte dann auch, „aber das geht nicht, du bist doch meine Schwester." Und daraufhin war klar: Sie sind in einer Klasse. Sie sitzen nicht nebeneinander, machen vieles zusammen, aber nicht alles. Und machen auch ihre Hausaufgaben getrennt, das ist jetzt nicht so das Thema, und helfen sich unter Umständen gegenseitig, aber meistens haben sie dann sowieso, wenn, dann beide, ihr Buch vergessen. (Mutter K, Zeilen 48–58)

Es erleichtert die Betreuung der Kinder, wenn beide in eine Klasse gehen und beide den gleichen Stundenplan haben. Die Zwillinge haben einen älteren Bruder und die Eltern arbeiten beide, so wäre es schwieriger mit verschiedenen Klassen, alles zu organisieren. Die Eltern haben sich Gedanken gemacht, ob eine Trennung besser wäre, aber der Wunsch der Kinder und die Rückmeldung aus dem Kindergarten waren weitere Gründe, eine gemeinsame Klasse zu wählen. Aus der Sicht der Eltern war diese Entscheidung richtig.

Gina wurde mit fünf Jahren eingeschult. Ihr Geburtstag lag nach der Frist zur regulären Einschulung, trotzdem haben sich die Eltern für eine frühere Einschulung entschieden. Es waren auch organisatorische Rahmenbedingungen, die die Entscheidung beeinflusst haben.

> [...] Ich wollte sie erst in so einen Vorschulkindergarten geben, weil der hier bei uns um die Ecke aufgemacht hat – ein Jahr vorher. Und dann dacht ich, ja schön, dann muss sie nicht mehr in den Kindergarten, sondern ist schon ein bisschen gefordert. Ist nicht ganz so langweilig. Ist dann praktisch wie kleine Schule, aber trotzdem noch Kindergarten. Aber leider ist der dann nicht mehr zustande gekommen, wie sie soweit war. (Mutter G, Zeilen 278–282)

Aus der Erfahrung mit der großen Schwester heraus wollte die Mutter Gina nicht noch ein weiteres Jahr im reinen Kindergarten lassen. Sie hatte auch das Gefühl, dass die Kinder, die mit sieben Jahren eingeschult werden, oft Außenseiter in den Klassen bleiben. Gina ist zwar unter den Jüngsten in der Klasse, aber sie fühlt sich dort sehr wohl. Sie besucht die 3. Klasse, der Altersunterschied zwischen den Kindern ist sehr groß. Manche werden bereits zehn Jahre alt, während Gina erst acht Jahre alt ist.

Die Erzieherin im Kindergarten hat vom frühen Schuleintritt abgeraten. Als einziger Grund wurde angegeben, dass Gina für ihr Alter sehr klein sei. Für Ginas Mutter war dies kein Argument, da sie selbst ebenfalls nicht groß ist. Es hat ihrer Meinung nichts mit der Schulreife zu tun. Gina musste zum Probeunterricht, bei dem fast alle Lehrer(innen) die Einschulung befürworteten. Nur eine Lehrerin, die selbst Zwillinge als Frühgeborene hatte und diese später einschulte, hat sich aufgrund dieser Erfahrungen für einen späteren Schuleintritt ausgesprochen. Das zeigt, wie persönliche Erfahrungen die Empfehlungen beeinflussen.

Um sich ihrer Meinung sicher zu sein, gingen die Eltern mit Gina extra zu einer Untersuchung, als sie fünf Jahre alt war. Da die Ärzte auf Frühgeborene spezialisiert waren und keinerlei Bedenken gegen eine Einschulung äußerten, haben sich die Eltern dafür entschieden. In den ersten Monaten der 1. Klasse hatte die Mutter Sorge, ob die Entscheidung richtig war.

> [...] Also es war in der 1. Klasse, da hab ich mir dann erst schon gedacht, vielleicht war's doch falsch, weil sie einfach bis zu den Herbstferien gebraucht hat, bis sie dann die Schnelligkeit hatte wie die andern, obwohl ihr des nix ausmacht. Also die Lehrerin hat auch gemeint, sie hätte zu ihr gesagt, naja Gina, willst du dich nicht mal beeilen, sonst musst du so viel zu Hause machen. (Mutter G, Zeilen 361–364)

Es ist bis heute so, dass Gina immer eine Weile braucht, bis sie sich vom Ferienrhythmus wieder auf den Schulalltag umstellen kann. Ihre Mutter sieht dies aber nicht als Folge der Frühgeburt.

> [...] Bei ihr ist es so, aber das glaub ich, manche Sachen kann man auch nicht immer auf das schieben, dass sie jetzt vielleicht jünger ist oder weil sie ein Frühgeborene ist, würde ich jetzt nicht sagen, sondern das ist vielleicht einfach so ihr Naturell. Also sie braucht am Anfang immer ein bisschen, bis sie in diese Klasse kommt. (Mutter G, Zeilen 355–359)

Insgesamt ist die Mutter immer noch sehr zufrieden mit ihrer Entscheidung.

Johanna dagegen wurde bewusst mit sieben Jahren eingeschult. Sie war vom Gewicht her schon immer sehr leicht und sie ist für ihr Alter klein, sodass eine spätere Einschulung schon aus diesen Gründen für die Eltern sinnvoll erschien. Es wurde auch vom Kindergarten empfohlen.

> [...] Das haben uns auch die vom Kindergarten empfohlen, weil sie halt so leicht ist und Schulranzen tragen muss [...] Es haben uns alle empfohlen, und wir haben das von vornherein auch so gesehen. (Mutter J, Zeilen 223–225)

So durchlief Johanna zweimal die Schuluntersuchung, einmal im Alter von sechs Jahren und ein zweites Mal im Jahr darauf. Bei beiden Gesundheitsuntersuchungen wurde bei einem Ohr eine Hörschwäche im Bereich der tiefen Frequenzen festgestellt. Diese wurde in einer Operation behoben. Auch mit den Augen hat Johanna Probleme, vor allem auf einem Auge ist die Sehkraft beeinträchtigt. Es könnte sein, dass dies mit der Frühgeburt zu tun hat, es ist aber nicht ganz geklärt. Johanna hat auch grobmotorische Einschränkungen. Sie hat beispielsweise Probleme, Rad zu fahren. Die Eltern erklären sich dies damit, dass Johanna erst sehr spät, mit 25 Monaten, zu laufen begonnen hat. Johanna hat viele Therapien für die Grobmotorik bekommen. Die Eltern sehen dies eher skeptisch.

> [...] Warum so viele Therapien und auch Gymnastik? Ein Jahr später ist sie sowieso so weit, auch wenn man nicht so viel macht. (Mutter J, Zeilen 235–236)

Insgesamt sind die Eltern aber sehr zufrieden mit der Entscheidung, Johanna erst mit sieben Jahren in die Schule gegeben zu haben, da dies unabhängig von allen anderen

Meinungen vor allem auch ihre eigene Einstellung zum Schuleintritt war. Johanna geht es sehr gut in der Schule, sie hat neue Freundinnen gefunden und bringt gute Leistungen nach Hause.

Bei den Zwillingen Elias und Eric bestanden Zweifel, ob sie mit sechs Jahren eingeschult werden sollen. Die Erzieherin im Kindergarten und die Eltern hielten sie für schulreif, allerdings gab es Probleme beim Schultest.

> [...] Sie waren nur sehr verschlossen bei der Schuleinschreibung als es dieses Schulspiel gab. Eine Stunde waren sie beide in unterschiedlichen Gruppen und haben beide komplett verweigert. Sodass die Lehrerin danach zu uns gesagt hat, sie könne nicht sagen, ob sie die Farben kennen, ob sie bis fünf zählen können [...] die haben einfach beide gar nichts gesagt. (Mutter E, Zeilen 146 – 150)

Einige Tage später mussten sie zur Gesundheitsuntersuchung, und auch dort haben die Eltern für sie überraschende Ergebnisse erhalten.

> [...] Wir sind dann ein paar Tage später nochmal hin. Zwischenzeitlich war noch die Frau vom Gesundheitsamt im Kindergarten. Dort haben sie wohl auch verweigert. Wir haben diesen gelben Zettel gekriegt mit Rückstellung Fragezeichen, Logopädie [...] und so weiter [...] des war so die volle Palette. (Mutter E, Zeilen 156 – 159)

Die Zwillinge hatten zur Kindergartenzeit Ergotherapie und Elias hatte auch Logopädie, da er gelispelt hat. Sonst gab es keine Auffälligkeiten, darum haben die Ergebnisse der Schuluntersuchung die Eltern so irritiert. Die Mutter erklärt es sich so, dass die Situation der Untersuchung die Kinder beeinflusst hat. Während einer weiteren Untersuchung im Kindergarten konnten die Zwillinge zur Mitarbeit bewegt werden. In dieser Situation hatten die Kinder keine Probleme mehr mit den gestellten Aufgaben und konnten eingeschult werden. Beide sind sehr sensibel und reagieren auf ungewohnte Situationen empfindlich.

> [...] Am Anfang haben sie sich schwergetan. Die Situation am Einschulungstag, da sitzen die drei Klassen [...] und hunderte von Eltern schauen auf die Kinder, und sie wissen nicht, was jetzt kommt. Da saßen sie beide da und haben geweint. Also die Fotos vom ersten Schultag sind jetzt eher nicht so [...] (lacht) nicht so freudestrahlend [...] aber das hat sich relativ bald gelegt. [...] Da hatte im ersten Schuljahr der Eric so ein bisschen des Öftern zum Weinen angefangen. (Mutter E, Zeilen 235 – 241)

Sie haben sich in die Schule eingewöhnt, wobei Elias und Eric unterschiedliche Phasen durchlaufen. Gerade Eric sieht den Sinn von Hausaufgaben oft nicht ein, was zu Konflikten mit der Mutter führt.

> [...] Ja, des war [...] mit einem Matheblatt, hatten wir es mal, da sollte er rechnen. Es war dann teilweise immer so, er hat immer eine halbe Stunde, Stunde gebraucht, bis er wirklich mal angefangen hat, es zu [...] machen [...] und davor hat er nur gejammert, wie blöd des ist und er muss jetzt aufs Klo und er braucht jetzt Wasser (lacht) und dann hab ich mal zu ihm gesagt, das Wetter ist so schön. Ich würd gern rausgehen, mit euch was machen. Jetzt füll diesen verdammten Zettel

aus. Und dann hat er mir diesen Zettel in die Hand gedrückt. War alles ausgefüllt. Dann schau ich mir das an, dann hat er einfach irgendwelche Zahlen eingetragen. „Ja, du hast doch gesagt, füll's aus." Und das war sehr anstrengend, wo es einfach ums Provozieren und um Macht ging. (Mutter E, Zeilen 296–307)

Anfangs gab es Probleme, da Elias keine Wortzwischenräume gemacht und unleserlich geschrieben hat. Bei Elias häufen sich die Rechtschreibfehler, sodass der Verdacht besteht, er könnte Legasthenie haben. Die Eltern sehen aber momentan noch keinen Grund, dies testen zu lassen. Die Zwillinge Elias und Eric gingen in einen Regelkindergarten in eine gemeinsame Gruppe. Da sie nicht nur im Kindergarten stets zusammen waren, sondern in allen Lebensbereichen, versuchten die Eltern, ihnen Möglichkeiten zu geben, sich eigenständig zu entwickeln. Jeder wurde an einem Tag pro Woche schon mittags abgeholt und konnte den Nachmittag alleine mit Mutter oder Vater verbringen, bis der Zwillingsbruder vom Kindergarten kam. Auch der Klavierunterricht, den beide erhielten, wurde von verschiedenen Lehrer(inne)n durchgeführt, damit keine Konkurrenzsituation entstehen konnte. In der Grundschule trennten die Eltern die Zwillinge und gaben sie in unterschiedliche Klassen an der gleichen Schule. So hatten sie die Möglichkeit, eigene Freunde in der jeweiligen Klasse zu finden. Interessanterweise hatten sie trotzdem meist einen gemeinsamen Freund (oder eine Freundin) und spielten viel zu dritt. Mit dieser Lösung sind die Eltern sehr zufrieden.

Felix wurde mit sieben Jahren eingeschult. Er besuchte drei Jahre lang den Förderkindergarten und anschließend eine schulvorbereitende Einrichtung (SVE). Die Entscheidung dazu fiel der Mutter sehr schwer,

[...] weil der Kindergarten gesagt, also ich mein, es wär so und so grenzwertig gewesen und von der Rückstellung her. [...] Und dann war eben die Frage, ob Kindergarten oder Vorschule. [...] Am Anfang hätten wir das [...] also hätten wir uns gedacht, na ja Kindergarten ist vielleicht besser [...] Aber dann haben wir einfach gesehen, er ist zu alt für'n Kindergarten, zu groß für den Kindergarten und zu klein für die Schule. Und dann haben wir uns doch entschlossen, ihn in die SVE zu schicken. Also das war jetzt keine leichte Entscheidung (lacht) [...] Das ist einerseits immer die Angst vor einer gewissen Stigmatisierung. (Mutter F, Zeilen 24–39)

Sie ist sehr froh, dass Felix nach diesem Jahr in die Regelschule wechseln konnte. Er geht in eine Kooperationsklasse. Kooperationsklassen besuchen Schüler(innen) ohne und Schüler(innen) mit sonderpädagogischem Förderbedarf, wenn dieser nicht so umfangreich ist, dass er ausschließlich an einer Förderschule erfüllt werden müsste.

Kooperationsklassen werden auch für jene Schüler gebildet, die als Gruppe in eine Klasse der allgemeinen Schule zurückgeführt worden sind und bei denen jedoch noch ein individueller Förderbedarf besteht. Es wird nach dem Lehrplan der Grundschule [...] unterrichtet. Die notwendige Förderung findet für die jeweilige Gruppe an den allgemeinen Schulen statt und wird durch die Mobilen Sonderpädagogischen Dienste in degressiver Form erteilt. (Schor et al. o. J.: 3)

Felix wurde als Koop-Kind eingeschult, mit zwei Stunden Förderung zusätzlich. Er hat somit einen Status als Integrationskind. Die Koop-Förderung geht aber nur über die 1.

und 2. Klasse.[5] Felix geht nun in die 3. Klasse. Die Mutter bezeichnet die ersten Jahre als Kampf, da Felix große Probleme mit der Feinmotorik hat. Er hatte Ergotherapie, seit er eineinhalb Jahre alt ist. Seit er zur Schule geht, möchte er dies nicht mehr. Die Mutter erklärt sich die Verweigerung damit, dass ihr Sohn weiß, wie anstrengend die Therapie ist. Die Probleme mit der Feinmotorik schränken ihn aber in der Schule sehr ein. Er kann das Schreibtempo nicht halten und macht viele Rechtschreibfehler. Auf Legasthenie wurde er getestet, der Verdacht hat sich nicht bestätigt. Die Mutter denkt, dass es hier wie sooft ist: Felix hat Probleme, aber diese reichen nicht aus, um eine Erleichterung in der Schule zu bekommen. Ein Problem ist auch das lautsprachliche Schreiben, das in der Schule vermittelt wird. Da Felix Längen nicht hören kann, fügt er kein „h" oder „ie" ein. Die Mutter unterstützt Felix sehr, da dieser nicht selbstständig arbeitet, sondern viel Motivation braucht. Ebenso wie Johanna hatte Felix stets Probleme mit der Nahrungsaufnahme und der Gewichtszunahme. Ihm fehlt das Hungergefühl. Die Mutter hatte Sorge, ob er seinen Schulranzen würde tragen können. Durch die Einschulung mit sieben Jahren fällt er nicht als besonders klein auf, obwohl manche ein Jahr jüngere Kinder größer sind als er. Neben den feinmotorischen Problemen hat Felix auch Probleme mit der Grobmotorik. Er kann Rad fahren, aber das Schwimmen fällt ihm schwer, da er Gleichgewichtsprobleme hat. Insgesamt ist Felix sehr ängstlich.

> [...] Auf jeden Fall. Dieses mangelnde, also dieses mangelnde Gleichgewicht. Er hat immer [...] er weiß immer im Gegensatz zu anderen Kindern, dass er sterblich ist. [...] Er ist sehr vorsichtig, immer noch. [...] Also, gerade was, was viele Sachen anbelangt. Das würde er, es gibt Sachen, die andere Kinder einfach machen. [...] Das macht er nicht, weil er weiß, das ist gefährlich. [...] Also nicht, weil ich ihm das sage, sondern weil er das [...] sozusagen als gefährlich einstuft [...] Also an manche Dinge versuchen wir ihn heranzuführen und manche Dinge ist okay [...] man gibt ihm dann vielleicht den Rückhalt, dass man sagt: „Okay, wenn du das nicht machen willst, mach es nicht. Das bist du." Wie kannst du argumentieren, sozusagen, wenn jetzt irgendeiner sagt, „du bist ein Feigling" oder was weiß ich, die Kinder sind da manchmal recht brutal. [...] Generell ist er sehr vorsichtig. Er traut sich noch immer kein Streichholz anzünden zum Beispiel, auch wenn er darf. (Mutter F, Zeilen 449 – 473)

Damit Felix Unterstützung in der Schule erhält, ist er als Integrationskind eingeschult worden und erhält zwei Förderstunden pro Woche. Zudem hat er einen Schulbegleiter und verlängerte Prüfungszeiten. Seit Felix den Schulbegleiter hat, sind seine Leistungen deutlich besser geworden. Dieser Rückhalt ist für ihn sehr wichtig. Frau F betont, dass es stark von der Lehrerin abhängt, wie Felix in der Schule gefördert wird. Nach schlechten Erfahrungen hat er nun eine Lehrerin, die ihn sehr fördert und Frau F miteinbezieht. Felix geht gern in die Schule, aber neben den vielen anderen Problemen belastet Frau F dieses:

> [...] Er möchte halt immer so sein wie alle anderen Kinder auch, und das ist er halt nicht. (Mutter F, Zeilen 171 – 172)

---

5 Zusätzliche Informationen von Mutter F.

Insgesamt lässt sich festhalten, dass keines der Kinder ohne Vorbehalte von professionellen Fachkräften eingeschult wurde. Entweder wurde die Einschulung um ein Jahr verschoben oder die Eltern setzten ihre Entscheidung durch. Das lenkt den Blick auf die Eltern. Wie geht es ihnen in dieser Lebensphase?

3 Probleme der Eltern mit Frühgeborenen im Grundschulalter

Alle Kinder der befragten Eltern sind in der gleichen Lebensphase, und doch hat jede der Familien andere Belastungen zu tragen. Im Folgenden nehmen wir gezielt die Perspektive der Eltern ein und betrachten deren Leben.

3.1 Dem Kind Chancen ermöglichen, die es ohne Unterstützung nicht hätte

Frau F hat ihre Arbeit aufgegeben, um sich ganz auf Felix konzentrieren zu können. Inzwischen gibt es ihren Arbeitsplatz nicht mehr. Es wäre für sie auch schwierig, als Akademikerin in ihrem Bereich eine neue Stelle zu finden, da sie Vollzeit nicht zur Verfügung steht. Die ersten Jahre waren besonders schwierig, da Felix nach dem Klinikaufenthalt in Quarantäne leben musste, um Infektionen zu vermeiden. Doch auch jetzt erfordert er die ganze Aufmerksamkeit und den vollen Einsatz seiner Mutter.

> [...] Ich konzentrier mich noch ganz auf ihn, weil es eben heißt, wenn der nach Hause kommt, zieht er die ganze Kraft. (lacht) (Mutter F, Zeilen 397 f.)

Ohne Unterstützung der Mutter käme Felix in der Schule nicht mit. Sie lernen jeden Tag zusammen, da der Junge nicht eigenständig seine Hausaufgaben macht. In der Schule hat er die Schulbegleitung, die seine Motivation hochhält, zu Hause benötigt er dazu seine Mutter. Frau F ist sehr engagiert und im regen Kontakt mit der Schule und möchte das Beste für ihr Kind. Ihr war es überaus wichtig, dass Felix in die Regelschule geht, damit ihm alle Chancen offenstehen. Sie sieht viel Potenzial bei ihrem Sohn, hat aber auch Sorgen, wie es nach der Grundschule weitergehen soll.

> [...] Also es geht schulisch jetzt bergauf. Er hat einen Gymnasialschnitt. Ich weiß aber nicht, ob das die richtige Schulform für ihn ist [...] Mit dem Stress. Mit dem, wie das gehandhabt ist, ja. Ja, das wissen wir selber noch nicht. Also wir warten jetzt auch, was das nächste Jahr bringt [...] Wir sind gespannt, was noch kommt, sozusagen. Weil wir gesehen haben, wie sich das alles entwickelt hat und es ist noch eine Menge drinnen. Also vielleicht geht er aufs Gymnasium, das will ich jetzt nicht ausschließen. Aber im Moment sehe ich es nicht als ideale Schulform. Dann wird's schwierig, weil Realschule halt in X, 30 bis 35 Kinder pro Klasse plus Wanderklasse. Das heißt, jede Stunde Klassenzimmerwechsel. Plus keine Spinde oder Garderoben. [...] Plus auch im Winter

alles mitschleppen. Jacke, Schuhe und ich weiß nicht, und [...] zehn Kilo Bücher. Und das ist eine Überforderung [...] Das würde ihn killen. (Mutter F, Zeilen 304 – 325)

Seit der Geburt von Felix muss Frau F immer kämpfen, um für ihren Sohn Hilfe und Unterstützung zu bekommen. Sie kann nicht erkennen, dass ein Ende in Sicht ist.

[...] Nein, es ist nicht rum. Also, wir sind immer noch hart am Arbeiten und es ist viel, also [...] wie soll man sagen, wir spüren fast jeden Tag, dass wir nicht ins System passen. [...] Auf irgendeine Art kriegen wir das immer schön reingedrückt. (lacht) (Mutter F, Zeilen 828 – 830)

Sie wünscht sich speziell in der Schule, dass die Lehrer(innen) mehr Zeit für sie haben, damit sie in Gesprächen über die Entwicklung von Felix informiert wird. Das ist für sie besonders wichtig, damit sie am Nachmittag gezielt ihren Sohn unterstützen kann. Die Lehrer(innen) müssten diese Stunden angerechnet bekommen, die sie in ihr Kind investieren. Frau F sieht, dass es immer zusätzliche freiwillige Leistungen sind. In ihrem Umfeld merkt sie, dass ihre Situation von anderen Menschen selten verstanden wird. Sie hat das Gefühl, dass die Schwierigkeiten von Felix schwer zu vermitteln sind. Sie wollte in Kontakt kommen mit einer Gesprächsgruppe von Frühgeborenen-Eltern, in die sie aber – da es ein geschlossener Kreis war – nicht aufgenommen wurde. Frau F denkt, dass sie dort vielleicht Verständnis und Hilfe erfahren hätte. Sie fühlt sich sehr isoliert mit ihrem Problem.

[...] Es ist sehr schwer, weil das, einfach das Verständnis nicht da ist. Das Grundverständnis, wenn man mit jemanden über, was weiß ich, ihre altersschwachen Eltern redet, dann kennen das die Leute. Dann ist das was, was alle wissen, auch wenn sie das vielleicht nicht erleben. Dann haben sie davon gehört, dass es das und das und das gibt und [...] das, was uns betrifft, da hat niemand was davon gehört. [...] Es ist kein bekanntes Thema. Es geht immer weiter, ja. [...] Ich denk, der (Sohn, M. G.-L.) wird das (ein eigenständiges Leben, M. G.-L.) schaffen, aber wir werden ihm helfen müssen, die Nischen zu finden, wo er reinpasst. (Mutter F, Zeilen 882 – 904)

Es belastet die Mutter sehr, dass Felix nicht eindeutig einer Gruppe zuzuordnen ist, sondern dass seine individuellen Schwierigkeiten stets individuelle Lösungen erfordern. Es kostet sie viel Kraft und Energie. Ihr Mann ist Alleinverdiener, unterstützt aber seine Frau auf seine Weise. Sie ist froh, dass die Sorgen um das Kind die Partnerschaft gestärkt haben und er sich seinem Sohn sehr verbunden fühlt. Frau F sieht ihren Einsatz für ihr Kind als absolut notwendig an, denn sonst hätte es in dem bestehenden System aus einerseits Schule und andererseits Förderung keine Chance.

[...] Also, was ich jetzt, was ich jetzt gelernt habe, ist, dass das, was ich leiste, ist unbezahlbar. Das macht niemand. Ich finde niemanden, der das macht. Also, so macht, wie ich das mach. Also mit der Genauigkeit und Penetranz. (lacht) Also, einfach, das, das macht keiner und das tut sich keiner an. Die sortieren das lieber aus, das Kind. Man kann ihn (Felix, M. G.-L.) nicht in die Schulbetreuung schicken, weil sie dort das nicht machen würden. Es, es besteht keine, keine [...] wie heißt das? [...] keine Kapazität, um so ein Kind irgendwo mitzuschleppen. Das kostet zu viel, ja. Er bräuchte, heilpädagogische Tagesstätte fällt auch aus, weil dort Kinder sind, die einen anderen Bedarf haben [...] ja. [...] Er fällt komplett durch das Raster durch. Und dann kann man sich aussuchen: Ist das mein Kind? Stell ich mich dahinter? Ja oder Nein. Was ist mir wichtiger? (Mutter F, Zeilen 1216–1229)

Frau F hat sich für den Einsatz für ihr Kind entschieden und stellt alle eigenen Bedürfnisse zurück.

3.2 Familienleben mit einer chronischen Krankheit

Für Frau G ist es nicht ihr Frühgeborenes Gina, das wegen gesundheitlicher Probleme im Mittelpunkt der Familie steht, sondern die größere Schwester Gemma. Als Gemma acht Jahre alt war, wurde bei ihr Diabetes Typ 1 festgestellt. Für Gina, damals erst drei Jahre alt, war es eine große Umstellung, dass nun die Aufmerksamkeit verstärkt bei ihrer Schwester lag.

> [...] Die Gina war [...] am Anfang war das schon schwierig für sie, weil sie das doch gewöhnt war, dass wir sehr viel mit ihr gemacht haben, und sie hat dann auch kurzfristig zu stottern angefangen. (lacht) So dieser Ausdruck von, ja, ich bin nicht mehr die erste Person hier so ungefähr, hat sich aber dann schnell wieder gelegt. Wir haben dann geschaut, dass wir das wieder ausgleichen. Muss man dann ja irgendwie wieder, weil man weiß ja, das hat immer damit zu tun, und dann muss man ja beiden gerecht werden [...]. War doch am Anfang, also das hätte ich nicht gedacht, dass die Kinder dann so reagieren gleich, also dass sie da wirklich da dann da plötzlich stottert, war nach zwei Wochen dann wieder weg, aber war doch interessant, ja. Aber seitdem also es ist jetzt nicht so, dass da groß irgendwelche Probleme wären durch die Krankheit, dass da die Gina irgendwie da, ja, sie nimmt das als selbstverständlich, ich mein, die ist jetzt damit aufgewachsen. Für die ist das ganz normal, dass die Gemma, dass wir das Essen wiegen und (lacht) solche Sachen, das ist jetzt im Alltag, fällt uns eigentlich gar nicht mehr auf. (Mutter G, Zeilen 57–70)

Die gesamte Familie wurde bei der Krankheitsdiagnose und danach sehr gut von einem professionellen Team aus Ärzt(inn)en und anderem Fachpersonal betreut. Gemma konnte sich so an ihre chronische Erkrankung mit den Einschränkungen, die diese mit sich bringt, gewöhnen. Gemma hat Schulungswochenenden erhalten und kann mit 14 Jahren und nach fast sechs Jahren, die sie inzwischen mit der Krankheit lebt, alles selbst regeln. Frau G ist Akademikerin im naturwissenschaftlichen Bereich, was in diesem Krankheitsfall für sie hilfreich ist. Sie hat nicht so große Unsicherheiten und Ängste wie andere Mütter, die sie kennt und die in der gleichen Situation sind. Sie traut Gemma die Verantwortung zu, hat aber selbst einen Blick darauf. Da man nicht weiß, was der Grund für Gemmas Erkrankung ist, macht sich Frau G Sorgen, ob auch Gina an Diabetes erkranken könnte. Sie ist gerade im gleichen Alter wie Gemma war, als deren Erkrankung zum Ausbruch kam.

> [...] Natürlich wünsch ich mir, dass die Gina kein Diabetes kriegt. Das ist schon immer so ein Punkt, wo ich bei ihr dann manchmal bisschen panisch reagiere, also grad am Anfang wie sie dann, wie ich gedacht habe, sie kriegt auch ein Herpesbläschen zum Beispiel [...] oder sie trinkt

plötzlich viel, dann denkt man sich, warum trinkt die jetzt so viel. [...] Oder wenn sie Bauchweh hat. Also das, gerade jetzt auch in der 3. Klasse. [...] wenn ich sie abholen muss von der Schule, weil sie Bauchweh hat [...] Denkt man oje [...] also ich war mit ihr dann öfter beim Arzt, glaub ich, wie mit der Gemma. Das sind schon so Sachen, also das ist schon, also des wünsche ich mir, das se des nicht kriegt. (Mutter G, Zeilen 938–961)

Die gesamte Familie hat sich mit der Krankheit arrangiert, die Teil des Alltags geworden ist. Frau G arbeitet inzwischen fünf Tage pro Woche, und die Vereinbarkeit eines verantwortungsvollen Berufs und Familie klappt gut.

3.3 Langzeitwirkungen eines Traumas

In zwei Familien leiden die Mütter unter einem Trauma. In beiden Fällen kommen zur Frühgeburt weitere Belastungen hinzu. Frau K hat drei Kinder, die frühgeborenen Zwillinge Konstanze und Kornelia und einen älteren Sohn. Bereits der Sohn hatte gesundheitliche Einschränkungen nach der Geburt, und der Verlauf der Zwillingsschwangerschaft war dramatisch. Die Zwillinge sind gesund und der Sohn kann ohne Einschränkungen leben. Alle drei Kinder haben sich sehr gut entwickelt. In der Schule zeigen sie überdurchschnittliche Leistungen, sind musikalisch und auch im sprachlichen Ausdruck sehr begabt. Das Gefühl, dass alles gut gegangen ist, überwiegt bei Frau K nicht, sondern sie hat immer wieder große Ängste um ihre Kinder. Die Sorge, dass ihnen etwas zustoßen könnte oder Krankheiten oder schulische Entwicklungsauffälligkeiten wie Legasthenie auftreten könnten, ist immer präsent.

> [...] Das könnte sein oder eben Dyskalkulie oder eben bei der Konstanze, die hat am Anfang jetzt bei den Zahlen, die hat immer die Zahlen gedreht und dann hab ich mir schon gedacht „oh Gott". Ich hab des tatsächlich immer im Hinterkopf. Kommt da noch was? Kommt noch was ... aber das ist es eigentlich nicht. Das ist mehr meine Panik [...] dass noch was, also das lässt mich nicht los. Das sitzt [...] Bei mir ist immer, bei mir ist immer diese Angst im Hintergrund. (Mutter K, Zeilen 753–760)

Den Vater plagen diese Ängste nicht und er sieht nicht hinter jedem Fehler eine diagnostizierte Schwäche der Kinder.

> [...] Das ist eben der Unterschied zwischen uns. Also ich sehe das einfach so, ich schau einfach drauf und denk mir, ja Mensch, das sind Fehler, was wir damals auch gemacht haben. Oder eben dieser: Da hatte ja die Konstanze irgendeine Matheprobe geschrieben und hat eben, ich sag jetzt mal, drei von fünf Aufgaben falsch gehabt, aber nur, weil sie einen eben sehr konsequenten Fehler gemacht hat. [...] Da hat sie einfach ganz konsequent irgendwelche Ziffern umgedreht und von der Konsequenz her war's total richtig, was sie gemacht hat und denk ich, ja mei, das passiert einfach, und es ist es zeugt für mich eigentlich, dass sie sich Gedanken macht [...] (Vater K, Zeilen 761–770)

Von Anfang an war der Vater in der Kinderbetreuung sehr engagiert und die Partnerschaft ist gegenseitig sehr unterstützend. Aufgrund der unterschiedlichen Betrachtung erledigt nun der Vater die Arztbesuche, um seiner Frau die Ängste zu ersparen. Allerdings haben sich die Sorgen seiner Frau schon mehrfach bestätigt. Während der Vater oft meint, dass man wegen Husten und Schnupfen nicht zum Arzt gehen muss, war dies schon mal eine beginnende Lungenentzündung. Solche Ereignisse bestätigen die Ängste der Mutter. Diese Ängste könnten von der schweren Anfangszeit herrühren. Frau K ist davon überzeugt, dass sie ein Trauma hat, auch durch die Erkrankung des Sohnes, und denkt daran, dies therapeutisch aufzuarbeiten, aber da sie berufstätig ist, fehlt ihr dazu die Zeit.

> [...] Also ich weiß eben inzwischen, es ist diagnostiziert, es ist ein Trauma, wobei es damals auch geheißen hat, so wie es ist, ist es eigentlich gut im Griff, also ich kann damit umgehen, weiß jetzt auch immer besser, was ich mach. Es ist jetzt nicht, dass ich komplett nicht mehr funktioniere. Ich mach mir halt einfach wahnsinnige Sorgen dann und bin sehr also unsicher und bin vor allem leichter reizbar dann [...] oder schreckhaft. (Mutter K, Zeilen 860 – 865)

Ebenso wie Frau F sieht Frau K, dass andere Menschen, die solche schwierigen Situationen wie eine Frühgeburt nicht kennen, ihre Lage nicht nachvollziehen können. Frau K sieht auch Unterschiede, wie Männer und Frauen solche Ereignisse verarbeiten. Das Ehepaar geht sehr offen mit den unterschiedlichen Sichtweisen und auch den Belastungen um. Sie stärken sich gegenseitig und ziehen auch Stärke aus ihrer Religiosität. Ihr Glaube hat den Eltern während der kritischen Zeiten sehr geholfen. Der Vater ist engagierter Christ und zieht viel Unterstützung aus seiner Gemeinde.

> [...] Also ich muss sagen, alle Leute, die nicht irgendwo so einen Glauben als Hintergrund haben, sei es was es jetzt will, das kann ja vieles sein [...] die muss ich wirklich total bedauern, weil das ist wirklich so eine Sache, und ich bin ja hier auch sehr engagiert in der evangelischen Gemeinde und hab da einen großen Freundeskreis und allein da die Unterstützung, die man kriegt [...] Und wenn da nur einer mal sagt und so, jetzt abends bete ich für euch [...] was auch immer das ist, das war also, ich bin felsenfest davon überzeugt auch bis heute noch, dass das auch mit ein Grund war, warum es gut gegangen ist. (Vater K, Zeilen 1286 – 1295)

Das Ehepaar K hat noch weitere Ressourcen, z. B. ein unterstützendes familiäres Umfeld. Es bleibt aber das Trauma, das die Mutter K sehr belastet und mit dem sie leben muss.

Auch bei der zweiten Familie kommen neben der Frühgeburt weitere Schicksalsschläge hinzu. Frau E hat vor der Zwillingsschwangerschaft eine Fehlgeburt erlitten. Der Verlust ihres ersten Sohnes und schwerwiegende Ereignisse, die ihre Gesundheit betreffen, belasten Frau E bis heute. Sie hat immer wieder Phasen, in denen sie sich aus dem Alltag ausklinken muss. Sie hatte von Anfang an ein stabiles Netzwerk, das sie in diesen Zeiten auffängt. Zum einen stützt sie ihr privates Umfeld, insbesondere ihr Mann, der seit der Geburt der Frühgeborenen in der Betreuung der Zwillinge sehr engagiert ist. Zudem haben sie Au-pair-Mädchen, die für die Kinder zuständig sind. Zusätzlich organisierte Frau E auch professionelle Unterstützung für sich selbst. Eine Therapeutin begleitet sie kontinuierlich. Es wird deutlich, dass der verstorbene Sohn bei beiden Elternteilen noch sehr präsent ist. Die Tatsache, dass die

Zwillinge Frühgeborene sind, wird vom Vater in der Relation zum Tod des ersten Kindes so gesehen:

> [...] Für mich war es halt einfach so wie's ist. [...] Im Vergleich zu E. (dem ersten verstorbenen Sohn, M. G.-L.) ist das natürlich ein völlig anderes Ding gewesen. (Vater E, Zeilen 927–929)

Die Tatsache, dass sich die Zwillinge als Frühgeborene so gut entwickelt haben, wird immer auch überschattet davon, dass sie zuvor ein Kind verloren haben. Für Frau E hat dies auch Auswirkungen auf ihren Beruf. Sie hatte vor der Familienphase als Akademikerin eine leitende Position. Das Verhältnis zu ihrem Chef hat sich danach aber verändert.

> [...] Das war auch in der Arbeit so. Ich habe gemerkt, ich kann keinen Tritt mehr fassen. Ich habe besonders mit dem Bereichsleiter Schwierigkeiten gehabt, habe das Gefühl gehabt [...] er hat mich jetzt mit den Kindern ganz anders gesehen als vorher. Und dadurch, dass ich damals ausgefallen bin, auch vor den Zwillingen, als mein erster Sohn gestorben ist, das war, seitdem hab ich immer das Gefühl gehabt, er will mich beschützen unter eine Glocke, aber ich darf nicht mehr das leisten, was ich könnte [...] Ja, da (zur Leitungsposition, M. G.-L.) bin ich auch überhaupt nicht mehr hingekommen. Ja, er hat mir dann auch gesagt, ich könnte keine Entscheidungen fällen usw. Ich hab dann eine Entscheidung gefällt, dass ich mich aus der Arbeit ein bisschen zurück- zieh, mein eigenes Ding mach zu Hause. Eben nebenbei noch studiere und mich jetzt so im Kindergarten und in der Schule engagiere und das einfach verlagere und die Arbeit sehe als das, wo ich mein Geld herkriege. Und das hat sich jetzt auch in der Arbeit wieder gebessert. Ich habe jetzt wieder eine Projektleitung, ist jetzt zwar recht stressig, aber es macht mir recht Spaß, weil dort wieder mehr diese Führungsrolle [...] (Mutter E, Zeilen 59–73)

Frau E arbeitet drei Tage pro Woche und hat ein Fernstudium begonnen. Diese Rückzugsmöglichkeit, nicht die ganze Woche an ihrer Arbeitsstelle zu sein und andere Interessen verfolgen zu können, ist ihr sehr wichtig. Die Arbeitszeitreduzierung hilft ihr auch, sich von den Belastungen der Arbeit abzugrenzen. Sie hatte überlegt, den Arbeitsplatz zu wechseln, aber es hätte viel Kraft gekostet, eine andere Teilzeitstelle zu finden. Zudem hatte sie immer guten Kontakt zu den Kolleg(inn)en, und die Arbeit empfand sie stets als interessant und spannend. Es waren ausschließlich die leitenden Mitarbeiter, die ihr die Arbeit erschwert haben. Frau E hat ihre Arbeitszeit nochmals um einen Tag reduziert. Eine schwere Krise im Jahr zuvor hat diese Entscheidung beeinflusst.

> [...] Und dazu hab ich einen Tag reduziert, mir ging es auch psychisch nicht gut, ich habe dann, glaube (vor einigen Jahren, M. G.-L.), auch eine Therapie angefangen. [...] Da war dann eine Pause und dann ging es mir sehr schlecht, dann hab ich eine Therapie angefangen und die war dann ein paar Jahre [...] dann ging es mir gut, und dann kam letztes Jahr im Frühjahr nochmal eine Krise. Und seitdem nehme ich [ein] Medikament und hab eine Therapeutin und bin jetzt so wieder sehr [...] also fühl mich sehr wohl. Ist aber auch ein Grund, weshalb ich nicht Vollzeit arbeite [...] (Mutter E, Zeilen 41–49)

Der hohe Reflexionsgrad von Frau E ermöglicht es ihr, sich in Krisensituationen selbstständig Hilfe zu holen. Sie hat sich ein stabiles Netzwerk aufgebaut, das sie in diesen Phasen unterstützt. Diese Kompetenz, sich Ressourcen zu schaffen und diese zu nutzen, ist eine große Stärke von Frau E. Ein stabilisierender Faktor ist sicherlich ihr Mann, der sie in allen Bereichen unterstützt. Gerade in Zeiten, wo es Frau E schlecht geht und sie sich zurückzieht, übernimmt der Vater der Kinder vieles. Die Eltern können nicht einschätzen, ob diese Phasen Auswirkungen auf die Zwillinge haben. Die Kinder hinterfragen diese Situationen nicht. Sie erkundigen sich, wie es der Mutter geht, aber sie kennen es nicht anders.

> [...] Da jetzt, als es mir letztes Jahr schlecht ging, da hast du (der Ehemann, M. G.-L.) das Wochenende komplett übernommen und bist mit ihnen (den Zwillingen, M. G.-L.} ja auch zu meinen Eltern gefahren, also da waren sie dann auch unterwegs [...] Genau, das war das Wochenende, wo es mir richtig schlecht ging, und dann war ich noch vier Wochen daheim. Dann hatten sie aber dann eher mehr von mir als wenn die Arbeit gewesen wäre [...] (Mutter E, Zeilen 806–813)

Zudem wird die Betreuung auch durch die Au-pair-Mädchen erleichtert. Diese werden allerdings nicht zur Vollzeitbetreuung eingesetzt, sondern als „Puffer" (Vater E, Zeile 828). Dadurch sind die Eltern nicht so unter zeitlichem Druck und wissen, dass immer jemand für die Kinder zu Hause ist.

Bei beiden Familien werden die Frauen durch das Engagement der Partner gestärkt und unterstützt. Beide Familien haben Ressourcen, auf die sie zurückgreifen können, ein stabiles Umfeld und einmal zusätzlich einen Rückhalt im Glauben. Unterschiede liegen aber in der Auseinandersetzung mit psychischen Belastungen: Frau E hat sich professionelle Hilfe geholt und wird durch eine Therapeutin gestützt. Frau K, deren Trauma nicht zu Phasen der inneren Zurückgezogenheit geführt hat, verspürt zwar auch den Wunsch nach einer Unterstützung. Aber bisher sieht sie die zeitlichen Beanspruchungen, die damit einhergehen, als eine Belastung an, die den Alltag eher erschweren würde.

3.4 Den Institutionen ausgeliefert

Die Eltern von Johanna fühlen sich von Ärzten und Institutionen in ihrer Eigenschaft als gute Eltern oft kritisiert. Sie sehen den Grund vor allem auch im Rollentausch, den sie vorgenommen haben: Die Mutter führt den Betrieb, während der Vater von Beginn an Johanna versorgt hat. Sie hätten Johanna gern erst mit vier Jahren in den Kindergarten gegeben. Ärzte und Therapeuten dagegen haben zu einem früheren Kindergarteneintritt geraten. Gerade weil Johanna von Anfang an Probleme mit der Nahrungsaufnahme und der Gewichtszunahme hatte, wurde ein Eintritt mit drei Jahren empfohlen, da gleichaltrige Kinder einen positiven Einfluss haben könnten. Auch in der Grundschule hätten die Eltern gern gehabt, dass Johanna gleich nach der Schule nach Hause kommt. Ihnen wurde aber eine Mittagsbetreuung nahegelegt, da Johanna so besser die Hausaufgaben machen könne. Die Eltern fühlen sich oft fremdbestimmt.

Insbesondere die Mutter irritiert dies sehr, da sie viel Verantwortung in ihrem Betrieb hat und nicht verstehen kann, wie ihrem Mann und ihr die Verantwortung für ihr Kind nicht zugetraut wird. Außerdem kritisiert sie, dass ihrem Mann keine Vorschläge gemacht wurden, wie er mit Johanna zu Hause Übungen machen kann.

> [...] Das könnten wir selber machen. Da bin ich mir ganz sicher. Hätten die gesagt: Herr J, machen Sie es so oder so – das hätte mein Mann zuverlässig gemacht. (Mutter J, Zeilen 243–246)

Viele Diagnosen konnten die Eltern nicht nachvollziehen und hatten das Gefühl, dass ihnen alles aus der Hand genommen wird.

> [...] Es betand die Gefahr, dass man Stück für Stück entmündigt wird. Sie (Johanna, M. G.-L.) hätte erst sogar in den heilpädagogischen Kindergarten gehen sollen. (Vater J, Zeilen 256 f.)

Doch die Eltern waren überzeugt, dass Johanna ihren Weg gehen wird. Auch jetzt beschäftigt Frau J das Thema der Bevormundung noch sehr und es ist eine große Belastung für sie. Sie hat das Gefühl, dass es schon mit der Frühgeburt begann und sich bis heute durchzieht. Trost zieht das Ehepaar J aus ihrem Glauben. Beide Eltern, insbesondere der Vater, sind sehr religiös. Er nimmt seine Verantwortung als Vater und Christ sehr ernst und führt Johanna z. B. über gemeinsames Malen an die Bibel heran. Gerade weil sie auch die christliche Verantwortung als Eltern sehen, empfinden sie die Reaktionen aus dem professionellen Umfeld als kränkend und verletzend.

4 Charaktermerkmale oder Besonderheiten – der Blick auf die Kinder

Wie bereits beschrieben, befanden sich fast alle Kinder in ergotherapeutischer, manche auch in logopädischer oder einer anderen unterstützenden Maßnahme. Zwei Kinder hatten besondere Schwierigkeiten bei der Nahrungsaufnahme und Gewichtszunahme. Dies kann auch eine Folge der Frühgeburt sein. Manche Kinder haben Probleme mit der Rechtschreibung, aber bei keinem der Kinder wurde bis jetzt Legasthenie diagnostiziert. Allerdings beschreiben die Eltern auch folgende Phänomene, die man nicht eindeutig auf die Frühgeburt zurückführen kann, die aber trotzdem eine nähere Betrachtung verdienen.

Gina hat beispielsweise große Angst vor Spritzen.

> [...] Also zum Beispiel hat sie furchtbare Angst vor Spritzen. Jetzt weiß ich nicht, liegt's daran, dass sie da (als Frühgeborene, M. G.-L.) so gepiesackt wurde und des im Unterbewusstsein noch durchkommt also [...] Also das ist wirklich unglaublich, wenn wir zum Impfen gehen, das ist, kann man nicht beschreiben. Da [...] aber ich denk mir da schon manchmal, [...] dass da noch was vielleicht zurückgeblieben ist mit dem. Dass sie das so, sie kann auch nicht sehen, wenn die Gemma geimpft wird. Da wird ihr schlecht. Die kippt fast um. Das ist für sie so schlimm, wenn die

> Spritzen sieht. Also das wird auch nicht besser. Ich dachte, das wird langsam besser. (Mutter G,
> Zeilen 971–993)

Mutter G macht sich selbst Gedanken, ob dies eine Folge der ersten Zeit auf der Intensivstation im Krankenhaus ist. Die Frühgeborene bekommen Infusionen und
werden oft mit Nadeln gestochen.

Die Zwillinge Elias und Eric waren anfangs sehr schüchtern, gerade auch bei der
Einschulung. Jetzt hat sich das deutlich gebessert, und sie stehen auch mit dem Chor
auf der Bühne. Doch im Mittelpunkt der Aufmerksamkeit zu stehen, war für sie früher
schwierig. Sie reagieren sehr sensibel auf manche Situationen.

> [...] Eric hat auch ein paar Mal in der Schule eingenässt, wo man jetzt so [...] wo's ein paar Mal so
> war, dass er, denk ich, sich nicht getraut hat zu sagen, dass er jetzt während des Unterrichts muss.
> Und eine Situation war mal so, dass die Lehrerin andere Kinder geschimpft hat und das ihn schon
> so mitgenommen hat, obwohl er eigentlich gar nicht beteiligt war. Und dann müssen wohl in einer
> Stunde zwei Kinder eingenässt haben. Also da [...] ja, es war nie [...] nie ein größeres Problem, also
> es passiert auch praktisch nicht mehr [...] (Mutter E, Zeilen 241–247)

Auch Felix ist eher ein ängstlicher Typ. Als Beispiel wird angeführt, dass er sich nicht
traut – auch nicht unter Anleitung – ein Streichholz anzuzünden. Dies können aber
auch Wesenszüge der Kinder sein, die in keinem Zusammenhang mit der Frühgeburt
stehen. Im Kontrast dazu werden folgende grobmotorischen Schwierigkeiten dagegen
von den Eltern als mögliche Folge der Frühgeburt beschrieben.

> [...] Also von der Frühgeburt kann man sicherlich zuordnen, grobmotorisch zum Beispiel,
> Schwierigkeiten mit dem Gleichgewicht. Also im Sinne von, also Fahrrad fahren ist kein Problem,
> aber Schwimmen ist mühsam, Schlittschuhlaufen geht mit Ach und Krach, wird aber nie gut
> werden, also Schwimmen sind wir immer noch am Arbeiten dran sozusagen, wir können noch
> immer nicht schwimmen. (seufzt) Dieses Gefühl im Wasser, das ist ganz, ganz, das ist ganz
> schwierig für ihn (Felix, M. G.-L.). (Mutter F, Zeilen 432–438)

Johanna fällt dagegen das Fahrrad fahren sehr schwer. Andere Kinder der Befragung
haben mit Sportarten, die Gleichgewichtssinn benötigen, keinerlei Schwierigkeiten.
Die Kinder zeigen auch besondere Stärken. Einige sind musikalisch und lernen ein
Musikinstrument. Konstanze, Elias und Eric spielen Klavier, Kornelia spielt Cello.
Elias und Eric gehen in den Chor. Andere Kinder sind sportlich, wie Gina, die Handball
spielt. Johanna zeigt eine Begabung beim Zeichnen. Und einige Kinder werden als
besonders wissbegierig und interessiert beschrieben, wie Felix, der gern Querver-
bindungen zwischen Wissensgebieten herstellt, oder Elias, der sich für wissenschaftliche Radiosendungen begeistert.

Manche Kinder zeigen sprachliche Begabungen, können früh außergewöhnliche
Texte verfassen, wie beispielsweise Kornelia. Alle Kinder haben Freunde und soziale
Kontakte. Es werden keine Schwierigkeiten beschrieben, die die soziale Kompetenz
betreffen. Auch Felix kann gut mit anderen Kindern Kontakt aufnehmen, tut sich aber
mit Kindern schwer, die wild und draufgängerisch sind. Dass er sehr gern wie die

anderen Kinder wäre, zeigt, dass er sich in einer Sonderrolle fühlt. Außerdem überfordern ihn die vielen Kinder am Vormittag und er benötigt Pausen, um sich davon zu erholen.

5 Fazit

Der Übergang[6] vom Kindergarten in die Grundschule ist für alle Kinder ein weichenstellender Schritt. Es beschäftigen sich viele Wissenschaftler(innen) sowie Praktiker(innen) mit dem Thema und versuchen, gute Rahmenbedingungen für alle Kinder zu schaffen. Es gibt Veränderungswünsche, von denen Frühgeborene besonders profitieren könnten. Insbesondere die Intensivierung der Elternarbeit und der Blick auf die individuelle Situation des Kindes können von Vorteil sein.

> Die Schulen sind derweil noch darauf angewiesen, umfangreiche Überzeugungsarbeit in den Kindergärten und bei den Eltern zu leisten, damit überhaupt Informationen zum einzelnen Kind übermittelt werden. Datenschutz zum Einen, die Bequemlichkeit und fehlende finanzielle Mittel der verschiedensten Kindergartenträger zum Anderen stehen konsequent aufeinander aufbauenden (Sprach-)Förderprogrammen derzeit noch entgegen. (Gunter 2013: 98)

Die Diagnostik ist hier auf den Spracherwerb bezogen, aber eine umfassende Diagnostik, welche Stärken und welchen Förderbedarf ein Kind hat, wäre für den Übergang wichtig. Die Einbindung der Eltern spielt eine wichtige Rolle.

An der Situation von Familie J zeigt sich, wie Eltern die Initiative von Institutionen als Bevormundung empfinden können, wenn sie nicht in die Förderung ihres Kindes miteinbezogen und ihnen die Zusammenhänge nicht vermittelt werden. NIDCAP® als entwicklungsförderndes Pflegekonzept für Frühgeborene bezieht die Eltern von Anfang an mit ein und sieht sie in ihrer Rolle als Hauptverantwortliche für ihr Kind. Diese bewährte Vorgehensweise wurde beispielsweise bei Familie J versäumt. Sie sehen sich schrittweise entmündigt und haben das Gefühl, dass ihnen die Verantwortung nicht zugetraut wird. Sie hätten Empfehlungen und Ratschläge im Umgang mit einem Frühgeborenen mit Förderbedarf gern angenommen und umgesetzt. Da die Arbeit der Institutionen in dieser partnerschaftlichen Weise nicht erfolgt ist, die Eltern also nicht miteinbezogen wurden, werden die Therapien als sinnlos empfunden und Hilfsangebote als aufgezwungene Maßnahmen wahrgenommen. Hier wird das Potenzial, das in den Eltern steckt, nicht genutzt. Eine Begleitung der Eltern, die diese wertschätzt und ihnen von Anfang an das Gefühl vermittelt, dass Hilfe nur unterstützend und nicht bevormundend erfolgt, hätte nicht nur für die Eltern, sondern vor allem auch für das frühgeborene Kind positive Effekte gehabt. So reicht es nicht, nur den Übergang

---

6 Das Fazit ist das Kapitel Soziale Arbeit mit Frühchen und ihren Eltern aus dem Buch Frühchen im Lebenslauf und Soziale Arbeit von 2017. Da die erweiterte Neuauflage die Wege der Familien im Jahr 2020 weiterverfolgt, erscheint eine Zwischenzusammenfassung an dieser Stelle inhaltlich sinnvoll.

vom Kindergarten in die Schule zu betrachten, sondern bei der Unterstützung durch Soziale Arbeit muss der Blick auf die gesamte Lebensphase von der Geburt bis zur Schule gerichtet werden.

Die entscheidenden Weichen werden bereits nach der Geburt der Frühgeborenen in der Klinik gestellt. Wenn hier eine sozialpädagogische und psychologische Unterstützung erfolgt bzw. wenn bereits das Pflegekonzept die Eltern miteinbezieht, können die späteren Entwicklungen positiv beeinflusst werden. Sinnvoll wäre eine kontinuierliche Unterstützung über den Klinikaufenthalt hinaus. Mangelnde Informationen im Kindergarten oder in der Grundschule verhindern gezielte Förderung. So sollte eine professionelle Fachkraft die Eltern begleiten, aber auch den Überblick über die Therapien behalten.

Alle interviewten Familien haben Ressourcen, um ihren Alltag gut zu gestalten. Alle Eltern zeichnet die Liebe zu ihren Kindern aus und der Wille, den Kindern ein gutes Leben mit Chancen zu ermöglichen. Jede Familie fördert ihre Kinder – je nach individueller Situation des Kindes. Wie bei allen anderen Familien, denen ihre Kinder das Wichtigste im Leben sind, werden musikalische, kreative oder sportliche Fähigkeiten gefördert. Ebenso wird versucht, sie bei Anforderungen, die das System „Schule" an sie stellt, gezielt zu unterstützen. Bei dem Wunsch, den Kindern ein „gutes Leben" zu ermöglichen, könnten aber auch die Eltern professionell unterstützt werden, um ihnen die eigene Situation zu erleichtern.

Man sieht an den unterschiedlichen Lebensgeschichten und Belastungen der Familien, dass jede Familie individuell angepasste Unterstützungsformen benötigt: Für manche Eltern wäre eine sozialpädagogische Fachkraft sinnvoll, die sie regelmäßig begleitet.

Bei Familie J wäre eine Vertrauensperson, die die Rolle der Eltern als Hauptverantwortliche für ihr Kind stützt und ihnen die Therapieangebote als Unterstützung in ihrer Förderung des Kindes deutlich macht, überaus hilfreich gewesen. Sie hätte den Kontakt der Eltern zu Ärzt(inn)en und Institutionen begleiten und die Eigenverantwortung der Eltern stärken können.

Familie K benötigt beispielsweise keine kontinuierliche Begleitung. Aber eine professionelle Kraft, die Frau K aufzeigt, wie sie eine Therapie trotz Beruf und Familie zeitlich bewältigen kann, um ihr Trauma zu verarbeiten, wäre auch hier hilfreich gewesen.

Familie G hat professionelle Hilfe bei der Annahme der chronischen Erkrankung ihrer Tochter erfahren und sehr positiv bewertet. Diese Begleitung hatte aber nicht die kleinere Schwester im Blick, die mit Stottern auf die Verschiebung der elterlichen Aufmerksamkeit reagiert hat. Frau G war sehr aufmerksam und hellhörig, und das Stottern hat sich schnell gegeben. Doch könnte eine Fachkraft für Frühgeborene in solchen Situationen mit den anderen Institutionen kooperieren und eine familiensystemische Perspektive einnehmen.

Familie als System zu betrachten, wäre auch eine Möglichkeit bei Familie E. Frau E hat sehr gute Ressourcen, damit ihre psychischen Probleme nicht den Alltag der Familie belasten. Sie hat professionelle Hilfe. Doch eine zusätzliche Fachkraft, die die

Situation der Zwillinge in den Phasen betrachtet, in denen die Mutter nicht so präsent ist, könnte ebenfalls hilfreich sein. Das muss nicht bedeuten, dass die Zwillinge dadurch belastet sind, denn darauf achten die Eltern – und in diesen Phasen vor allem der Vater – sehr. Aber ein professioneller Blick könnte den Eltern vielleicht die eigene Einschätzung nochmals bestätigen oder deren Blickwinkel erweitern.

Frau F hat ihr Leben ganz auf die Förderung von Felix konzentriert. Sie hat niemanden, mit dem sie sich über die besondere Situation, in der sich Felix, aber auch sie selbst befindet, austauschen kann. Hier wäre eine professionelle Unterstützung in dem Sinne hilfreich, dass Kontakte zu anderen betroffenen Eltern vermittelt werden können. Zudem könnte Frau F in den vielen bürokratischen Vorgängen unterstützt werden. Sie benötigt immer wieder Atteste und Beglaubigungen, damit Felix weitere Förderung erhält. Sie ist in diesen Dingen inzwischen sehr bewandert, aber es wäre sicherlich eine Erleichterung, wenn sie darin Hilfe erfahren würde. Frau F benötigt alle Kraft für die Unterstützung von Felix. Vielleicht könnte eine Fachkraft sie da entlasten, damit sie mehr Zeit für sich hat und durch diese gewonnene Ressource auch Felix profitiert.

Bei allen Kindern der befragten Familien gab es Rückmeldungen zur Schuleingangsuntersuchung, da eine Einschulung zu dem anstehenden Termin nicht befürwortet wurde. Alle Kinder wurden aber zu dem Termin eingeschult, an dem die Eltern dies auch wünschten. Woher kommen diese Einschätzungen? Die Eltern beschreiben unterschiedliche Faktoren:

- Die Rahmenbedingungen beeinflussen die Untersuchung, etwa ein fremder, abgedunkelter Raum oder keine den Kindern bekannte Erzieherin an ihrer Seite.
- Die Kinder zeigen nicht, was sie können, sondern verweigern die Mitarbeit.
- Die Kinder sind bei den Fragestellungen unterfordert und suchen komplizierte Lösungen.
- Die persönlichen Erfahrungen der untersuchenden Person beeinflussen die Empfehlung (z. B. selbst Mutter eines frühgeborenen Kindes, die eine spätere Einschulung als positiv empfunden hat).

Hieran ist erkennbar, wie unberechenbar die Untersuchungsergebnisse sind. Alle Eltern hatten genaue Vorstellungen zum Einschulungstermin und zur Schulform (Regelschule). Und alle Eltern haben ihre Wünsche, fast unabhängig von den Untersuchungsergebnissen, umgesetzt. Andere Eltern lassen sich vielleicht von den Untersuchungsergebnissen stärker beeinflussen. Hier wäre eine professionelle Fachkraft notwendig, die das Kind kennt und mit den Eltern gemeinsam diesen Übergang bewältigt.

Einige Kinder hatten anfangs oder auch später Probleme in der Schule. Häufig machten sie viele Fehler im Fach Mathematik oder hatten Probleme mit der Rechtschreibung. Alle Eltern haben abgewartet, und die Probleme haben sich zumeist gegeben. Gerade bei Legasthenie ist es umstritten, ob die Kinder einer entsprechenden Untersuchung zugeführt werden sollen. Manche Eltern haben Angst vor Stigmatisierung, andere wünschen sich eine Diagnose, damit in der Schule eine Erleichterung bei

Prüfungen zugelassen wird. Eine Fachkraft könnte hier beraten und Hilfestellung geben.

In den unterschiedlichen Lebensphasen der Kinder und im Familienalltag gibt es immer wieder Ereignisse, die von einer professionellen Fachkraft begleiten werden könnten. So wäre es hilfreich, eine Kontaktstelle „Frühgeburt" zu haben und zwar unabhängig davon, ob bei Kindern Folgeschäden diagnostiziert wurden oder nicht.[7] Dort sollten sozialpädagogische und psychologische Fachkräfte angestellt sein. Diese Kontaktstelle hätte die Aufgabe, unmittelbar nach der Geburt Kontakt zu Kliniken aufzunehmen, in denen es Neonatologieabteilungen gibt. Hier sollte es eine Zusammenarbeit mit den sozialpädagogischen Fachkräften vor Ort geben. Wenn das Kind nach Hause entlassen wird und die Klinik keine Betreuung danach zur Verfügung stellt, könnte dies die Kontaktstelle übernehmen. So sollten sich die Fachkräfte schon in der Klinik den Eltern vorstellen und ihr Angebot bekanntmachen.

– Schon in dieser Zeit könnten Eltern bei Behördengängen unterstützt werden. Hilfsangebote könnten bekannt gemacht und die Beantragung von Geldern und anderen Hilfsleistungen in die Wege geleitet werden.
– Die erste Zeit zu Hause ist oft von Unsicherheiten mit dem Frühgeborenen geprägt. Wünschenswert wären auch Hebammen oder Kinderkrankenschwestern in der Kontaktstelle, die bei Bedarf die Eltern in dieser Phase unterstützen könnten. Zudem müsste es eine Liste mit Kinderärzt(inn)en geben, die Erfahrungen mit Frühgeborenen haben, und die Eltern wohnortnah über die ärztliche Versorgungslage informiert. Ein Kinderarzt ohne Erfahrungen mit Frühgeborenen kann für Eltern eine große Belastung sein, da medizinische Fakten falsch interpretiert werden können (z. B. Gewichtszunahme). Die Kontaktstelle könnte sinnvolle therapeutische Maßnahmen wie z. B. Ergotherapie oder Logopädie koordinieren. Damit bestünde eine Übersicht über alle Therapien, und die Eltern könnten von den Fachkräften in der Zusammenarbeit unterstützt werden.
– Die Wahl des Kindergartens oder anderer Betreuungsinstitutionen könnte begleitet werden.
– Der Übergang vom Kindergarten in die Grundschule sollte ebenfalls begleitet und Untersuchungsergebnisse sollten gemeinsam interpretiert werden.
– Die Schullaufbahn könnte durch Angebote der Kontaktstelle unterstützt werden, und passende Angebote wie z. B. nach einer Diagnose von Legasthenie oder Dyskalkulie könnten erfolgen.
– Die Eltern könnten nützliche Angebote für sich selbst erhalten, wenn sie durch eine Frühgeburt oder andere Ereignisse belastet sind.

---

7 Wie bereits in verschiedenen Kapiteln dargestellt, gibt es viele Nachsorgeprogramme. An dieser Stelle wird die Notwendigkeit aufgezeigt, eine niedrigschwellige Anlaufstelle für Eltern von Frühgeborenen zu haben, die alle Bedürfnisse im Laufe des Familienlebens der Eltern gebündelt aufgreift, unabhängig davon, in welchem Alter sich die Kinder befinden oder welche Folgeschäden sie haben. Auch die Folgen der psychischen Belastungen der Eltern könnten hier als Thema sichtbar und Hilfsangebote vermittelt werden.

– Nicht nur die Frühgeburt, sondern auch andere belastende Ereignisse innerhalb der Familien könnten begleitet werden.

Insgesamt könnten die sozialpädagogischen Fachkräfte von Anfang an für die Eltern unterstützend tätig sein und sie in ihrer Hauptverantwortung gegenüber dem Kind stärken.

Teil 5: **Frühgeburt und Familien von Frühgeborenen zu Zeiten der Corona-Pandemie**

Sonja Becker
Corona-Pandemie

Die Pandemie COVID-19[1] stellt unsere Gesellschaft, vor allem aber unser Gesundheitssystem vor Herausforderungen, die in der deutschen Historie beispiellos sind. Die Forschungsprojekte zu Eltern und ihren frühgeborenen Kindern in den folgenden Kapiteln beziehen sich auf die Auswirkungen der ersten Welle der Pandemie (Januar bis Juli 2020). So wird im folgenden Beitrag das neuartige Coronavirus definiert, die zeitliche Entwicklung dargestellt, der Wissensstand über perinatale Aspekte von Sars-CoV-2 bis zu diesem Zeitpunkt beleuchtet und die Teststrategie vorgestellt. Die Darstellung psychopathologischer Begleiterscheinungen sollen das Kapitel vervollständigen.

1 Die Krankheit COVID-19 und Präventionsmaßnahmen

Aufgrund von zahlreichen Fällen von Pneumonien unklarer Genese in einer chinesischen Stadt wurde am 7. Januar 2020 ein „neuartiges Coronavirus" (Hemmer, Geerdes-Fenge, Reisinger 2020: 893) identifiziert, welches vorerst als „2019-nCoV, dann SARS-CoV-2" bezeichnet wurde (Hemmer, Geerdes-Fenge, Reisinger 2020: 893).

COVID-19, „Coronavirus disease 2019" (Salzberger/Welte 2020: 773) ist eine durch das Virus Sars-CoV-2 „severe acute respiratory syndrome coronavirus 2" (Salzberger/Welte 2020: 773) verursachte Lungenkrankheit. Coronaviren (CoV) können Erkrankungen von einer normalen Erkältung bis hin zu schweren Krankheitsverläufen verursachen (Robert Koch Institut (RKI) 2020c). Sie bilden eine große Familie von Viren, wobei das Coronavirus COVID-19 einen neuen Stamm des Virus darstellt, der bisher bei Menschen noch nicht identifiziert wurde. Aufgrund der raschen internationalen Verbreitung des Virus wurde der Ausbruch am 11. März 2020 offiziell zur Pandemie erklärt. Die europäische Region wurde Mitte März zum Epizentrum der Erkrankung, nachdem dort 40 % der bestätigten Fälle gemeldet wurden. Am 28. April 2020 waren 63 % der weltweit gemeldeten Todesfälle in der europäischen Region zu verzeichnen (Robert Koch Institut (RKI) 2020c).

„Coronaviren sind unter Säugetieren und Vögeln weit verbreitet." (RKI 2020c) Das Virus, ein neues „Beta-Coronavirus" (RKI 2020c), wurde vermutlich von Fledermäusen über ein unbekanntes Tier weiter auf den Menschen übertragen. Der Hauptübertragungsweg für Sars-CoV-2 geschieht über die Atemwege durch „größere Tröpfchen oder kleinere Aerosole" (RKI 2020c).

---

1 Dieser Beitrag ist ein überarbeiteter Auszug aus der BA-Arbeit von Sonja Becker.

https://doi.org/10.1515/9783110735857-013

Mit der pandemischen Ausbreitung des neuartigen Virus wurden weltweit Maßnahmen (AHAL-Regeln) getroffen, die der Infektionsvermeidung dienen sollen (RKI 2020c):

1. Abstand halten
2. Hygienemaßnahmen beachten
3. Alltagsmaske tragen
4. Lüften

Hohe Infektionsraten wurden besonders beim gemeinsamen Singen und bei schwerer körperlicher Arbeit in geschlossenen Räumen bei schlechter Belüftung beobachtet, hier kann das Einhalten eines Abstands keinen ausreichenden Schutz mehr bieten (RKI 2020c). Auch „eine Übertragung durch kontaminierte Oberflächen in der unmittelbaren Umgebung der infektiösen Person (ist) nicht auszuschließen, da vermehrungsfähige Sars-CoV-2-Viren unter Laborbedingungen auf Flächen einige Zeit infektiös bleiben können" (RKI 2020c).

Um das Geschehen besser einschätzen zu können, wurde die „Verdoppelungszeit in Tagen" (Hemmer/Geerdes-Fenge/Reisinger 2020: 893), später die „Basis-Reproduktionszahl (R0-Wert)" (Hemmer/Geerdes-Fenge/Reisinger 2020: 893) aufgezeichnet, die Auskunft darüber gibt, wie viele Infektionen durchschnittlich von einer erkrankten Person weitergetragen werden können. Ziel ist es, die Reproduktionszahl stabil unter 1 zu halten, um das Infektionsgeschehen kontrollieren zu können. Ohne Gegenmaßnahmen würde dies einen exponentiellen Anstieg der Infizierten mit sich bringen. Die Verbreitung des Virus könnte erst gestoppt werden, wenn 70 % der Bevölkerung eine Infektion durchgemacht haben und immun gegen das Virus sind oder durch eine wirksame Impfung Schutz erfahren (RKI 2020b).

2 Zeitliche Entwicklung der Pandemie

Das Kapitel beschäftigt sich mit der ersten Welle der Pandemie, die von Februar bis Mai 2020 weltweit präsent war. Genau in dieser Zeit wurden die Erhebungsphasen der Forschungsprojekte mit Eltern von Frühgeborenen durchgeführt. Die Interviewergebnisse werden in den folgenden Kapiteln dargestellt. Durch angebrachte „Lockdown-Maßnahmen sowie Hygiene- und Abstandsregeln (Social Distancing) und Maskenpflicht" (Hemmer/Geerdes-Fenge/Reisinger 2020: 894) konnten die Inzidenzen abflachen, wodurch international die erste Welle gebrochen werden konnte (Hemmer/Geerdes-Fenge/Reisinger 2020: 894). Die Zahlen infizierter Personen erreichten in den Sommermonaten, als gesellschaftliches Leben überwiegend im Freien stattfand und sommerliche Temperaturen eine Ausbreitung des Virus erschwerten, einen Tiefpunkt, bevor sie dann während der Sommerferien wieder zu steigen begannen. Durch die neue Situation des erstmaligen Ausbreitens des Virus in Deutschland entstanden soziale und gesundheitspolitische Problemstellungen mit nicht absehbaren Folgen (Ratzsch 2020).

Im Folgenden soll die zeitliche Entwicklung des Virus im ersten Halbjahr des Pandemie-Jahres 2020 dargestellt werden. Anfang des Jahres 2020 wurde in Wuhan das Genom eines bisher unbekannten Virus entschlüsselt, welches kurze Zeit später erstmals in Deutschland bei einem Mitarbeiter einer bayerischen Firma als Krankheitserreger diagnostiziert wurde und sich von dort ausbreitete (Hemmer/Geerdes-Fenge/Reisinger 2020: 893). Aufgrund der Zunahme der Fallzahlen auch außerhalb Chinas erklärte die WHO am 11. März 2020 die Coronavirus-Pandemie zur „Gesundheitlichen Notlage internationaler Tragweite" (RKI 2020c), am 28. März 2020 wurde das globale Risiko durch die WHO als „sehr hoch" (RKI 2020c) eingeschätzt.

In dieser Zeit (27./28. Februar 2020) tagte der Krisenstab der Bundesregierung zum ersten Mal. Es folgten Einschränkungen und Reglementierung sowie erste Absagen von Veranstaltungen. In Deutschland wurden am 16. März alle elementarpädagogischen Einrichtungen und Bildungsstätten wegen der steigenden Zahlen von an COVID-19 erkrankten Menschen geschlossen. Am 23. März wurden strenge Ausgangsbeschränkungen verhängt, wodurch die bundesweiten Inzidenzen gesenkt werden konnten. Das Höchstmaß an Neuinfektionen lag in Deutschland vier Tage nach Verordnung des Lockdowns bei 6.294 Fällen pro Tag (Hemmer/Geerdes-Fenge/Reisinger 2020: 893).

Ende April 2020 gab es aufgrund von sinkenden Fallzahlen erste Lockerungen und Öffnungen von Einrichtungen, Institutionen und Geschäften, die mit der Einführung einer Maskenpflicht für Geschäfte und den öffentlichen Nahverkehr einhergingen. „Insgesamt wurden bis zum 31. Juli 2020 in Deutschland 209.653 Infektionsfälle und 9.148 Todesfälle gemeldet." (Hemmer/Geerdes-Fenge/Reisinger 2020: 894)

3 Perinatale Aspekte von Sars-CoV-2 und COVID-19

Durch eine Adaption des Gesundheitswesens an die pandemischen Anforderungen, die binnen kürzester Zeit festgelegt und umgesetzt werden mussten, waren die medizinischen Versorgungsstätten weiterhin funktionsfähig. Dies bedeutete allerdings, dass der Bereich der vorgeburtlichen Vorsorge in dieser Zeit nur noch in Not- und Ausnahmefällen geleistet werden konnte, freie Ressourcen konnten so für Geburten und Versorgung von Mutter und Kind genutzt werden. Da insbesondere auf diesem Gebiet unvorhersehbare Maßnahmen notwendig werden und ärztliche Behandlungen und Interventionen meist nicht aufschiebbar sind, waren die Kliniken sehr gefordert (Hagenbeck et al. 2020: 614).

Für werdende Mütter galten, ebenfalls wie für alle anderen Bürger, die festgelegten Handlungsanweisungen, um sich vor einer COVID-19 Infektion zu schützen (Hagenbeck et al. 2020: 614). Hingegen wäre die medizinische Versorgung im Falle einer Infektion bei Schwangeren nur rudimentär möglich (Hagenbeck et al. 2020: 614).

„Die pränatale vertikale Transmission des Virus, also eine intrauterine Übertragung von Mutter zu Kind, gilt derzeit als unwahrscheinlich" (Hagenbeck et al. 2020: 615), da „Sars-CoV-2 weder in Fruchtwasser noch in Nabelschnurblut nachgewiesen werden konnte" (Hagenbeck et al. 2020: 615). Es gibt keine Hinweise auf ein erhöhtes Risiko für Fehlbildungen und Fehlgeburten, das „neonatale Outcome" (Klaritsch/Ciresa-König/Pristauz-Telsnigg 2020: 14) bei infizierten Schwangeren war „überwiegend günstig" (Klaritsch/Ciresa-König/Pristauz-Telsnigg 2020: 14). Auch Stillen wird empfohlen, da „es keine Hinweise darauf (gibt), dass das Virus über die Muttermilch übertragen werden kann. Daher wird davon ausgegangen, dass die anerkannten Vorteile des Stillens die potentiellen Risiken einer Übertragung des Virus überwiegen." (Klaritsch/Ciresa-König/Pristauz-Telsnigg 2020: 15)

Die Rate frühgeborener Kinder von mit Sars-CoV-2 infizierten Müttern schwankt zwischen 15 und 39 %, wobei nicht ersichtlich ist, ob diese durch die bedenkliche krankheitsbedingte Verfassung der werdenden Mutter ausgelöst wurde oder eine „spontane Frühgeburt" (Hagenbeck et al. 2020: 614) war.

4 Testmöglichkeiten

Um das Virus kontrollieren zu können, muss Transparenz in Bezug auf regionale Ausbrüche und Inzidenzen gegeben sein. Testen dient als elementares Instrument, um zeitnah intervenieren zu können – sowohl in der gesundheitlichen Behandlung der Patienten als auch in Bezug auf die Weiterverbreitung des Virus. Ziel der Strategie ist es, die medizinische Versorgungssituation so gut wie möglich zu entlasten und damit aufrechterhalten zu können (RKI 2020a). Die Krankheit Sars-CoV-2 kann mittels eines Abstriches durch einen PCR-Test („polymerase chain reaction") (RKI 2020a) nachgewiesen werden. Die Probe wird durch einen Nasen-Rachen-Abstrich von medizinischem Personal entnommen. Werden Virengene von Sars-CoV-2 nachgewiesen, ist das Ergebnis positiv (RKI 2020a).

Seit März 2020 wurden Testkapazitäten kontinuierlich erweitert, im Herbst 2020 konnten bereits wöchentlich 1,5 Millionen PCR-Tests durchgeführt werden. Seit Oktober 2020 sind Antigen-Schnelltests (PoC) erhältlich, die innerhalb von 15 Minuten ein Ergebnis liefern und die die politisch geplante Teststrategie erweitern (von Mach 2020: 42). „Anders als die PCR weisen die Antigen-Schnelltests keine Virengene nach, sondern reagieren auf Teile der viralen Hüllproteine wie das Spike-Protein von Sars-CoV-2." (von Mach 2020: 42) Da das Testergebnis binnen einer Viertelstunde abgelesen werden kann, eignet sich der Antigen-Schnelltest für Situationen, in denen ein schnelles Ergebnis nötig ist und/oder nicht genügend PCR-Testkapazitäten zur Verfügung stehen. Der PoC wird bei asymptomatischen Patienten und Rückkehrenden von Urlaubs- und Geschäftsreisen empfohlen, bei „symptomatischen Personen sowie Kontaktpersonen" (von Mach 2020: 42) wird weiterhin der PCR-Test bevorzugt (von Mach 2020: 42 f).

5 Gehäuftes Auftreten von Psychopathologien während der Corona-Pandemie

Die physischen Auswirkungen einer Covid-19-Infektion belasten insbesondere Senioren mit schwachem Immunsystem. Unter psychischen Problemen wegen des strikten Lockdowns hingegen leiden besonders Jugendliche und junge Erwachsene (Müller-Waldeck 2020: 153). Große Teile der deutschen Bevölkerung waren demnach in der ersten Phase der Pandemie psychisch belastet.

In einer aktuellen Studie der Berliner Charité wurden über 6.000 Probanden befragt, die allesamt über Ängste klagten. Ängste in Bezug auf das soziale und wirtschaftliche Leben waren ebenso Teil der Ergebnisse wie konkrete Ängste vor der Krankheit und ihren Folgen. Die Ergebnisse zeigten, dass die Ängste geringer waren, wenn die Betroffenen über Hilfsangebote Bescheid wussten und ihre Sorgen annehmen konnten (Petzold et al. 2020). Besonders Therapeut(inn)en sollen in dieser Situation darauf achten, den Patienten ein adäquates Pendant anzubieten und auf digitale Möglichkeiten zurückgreifen, um den Kontakt herzustellen und beizubehalten. Sie sollen den Patienten auch signalisieren, weiterhin feste Ansprechpartner/-innen zu haben. Es hilft Betroffenen, das Gefühl zu haben, mit ihrem Einsatz etwas gegen die Pandemie bewirken zu können, indem sie sich strikt an die Maßnahmen halten (Müller-Waldeck 2020: 153).

Isolations- und Lockdown-Maßnahmen können negative Folgen für die Gesundheit haben und „Depressivität, Ängstlichkeit, Schlafstörungen, Stress und Wut" (Deutsche Gesellschaft für Psychiatrie und Psychotherapie, Psychosomatik und Naturheilkunde 2020) auslösen. Deckungsgleiche Ergebnisse liefert eine Studie von Yao und Kollegen (2020), die davon ausgehen, dass die Corona-Pandemie eine Welle aus Angst und Depressionen nach sich ziehen könnte (Yao et al. 2020). Auch Hausarztpraxen stellen eine Zunahme von psychischen Erkrankungen seit Beginn der Pandemie fest (Medizin Report aktuell 2020).

Eine Studie der Goethe-Universität Frankfurt a. M. belegt, dass die Auswirkungen der Pandemie geschlechtsspezifisch unterschiedlich empfunden werden und jeweils differierende Ängste und Sorgen im Vordergrund stehen. Während Frauen sich primär um die Organisation der Kindererziehung und Lohnungleichheit sorgen, dominieren bei den Männern wirtschaftliche Fragen bezüglich der Sicherheit ihres Berufs und Einkommens (Czymara et al. 2020). Ebenso verweist die Nationale Akademie der Wissenschaften Leopoldina auf die Zunahme psychischer Belastungen in der Pandemie, die andauernde Schwierigkeiten für die seelische und körperliche Verfassung der Betroffenen mit sich führen werden. Sie plädiert dafür, die Quarantänephase bei einer akuten Infektion um sieben Tage zu minimieren, um die Kollateralschäden für den Einzelnen, Familienangehörige sowie Wirtschaft und Gesellschaft zu reduzieren (Ratzsch 2020: 2).

Nach Aussage der Techniker Krankenkasse hat die Pandemie die Menschen auf eine „psychische Belastungsprobe" (Sprengel 2020: 23) gestellt, z. B. nehmen Atteste für Arbeitsunfähigkeit wegen psychischer Probleme stetig zu. Auch die Bundespsychotherapeutenkammer macht über ihren Präsidenten Munz auf steigende Zahlen von „Depressionen und Angststörungen, akuten und posttraumatischen Belastungsstörungen, (...) Alkohol- und Medikamentenabhängigkeit, Zwangsstörungen und Psychosen" (Sprengel 2020: 23) aufmerksam. In den folgenden Kapiteln werden die Sorgen und Ängste der Eltern, die genau in dieser Zeit eine Frühgeburt erlebt haben, ausführlich dargestellt.

Michaela Gross-Letzelter

Belastungen und Ressourcen von Frühgeborenen-Eltern während der Corona-Pandemie

Wie bereits dargestellt, ist eine Frühgeburt für Eltern eine belastende Situation, manchmal auch ein traumatisches Ereignis. Ängste bestimmen das Geschehen: die Sorgen um den Gesundheitszustand des/der Frühgeborenen, vielleicht sogar die Ungewissheit, ob das Kind überhaupt überlebt. Wie geht es nun Eltern, die eine Frühgeburt zu Zeiten von Corona erlebt haben? Wie wirken sich die Maßnahmen zur Eindämmung der Pandemie auf diese Zielgruppe aus?

In dem nachfolgend beschriebenen Forschungsprojekt[1] wurden im Juni und Juli 2020 acht Mütter und zwei Väter[2] von Frühgeborenen unter 1500 Gramm befragt. Ergänzt wurden die Interviews durch Kurz-Fragebögen[3] und einem Expertinneninterview[4]. Ein Interview mit einer Mutter wurde auf Englisch geführt und zusätzlich mit einem ausführlichen Fragebogen ergänzt. Der Vater wurde ausschließlich auf Englisch per Fragebogen befragt. Somit wurde Material von acht Müttern und drei Vätern verwendet.

Es geht in dieser qualitativen Studie nicht um Prozentzahlen oder Statistiken: Die qualitative empirische Sozialforschung stellt die Erfahrungen der interviewten Mütter und Väter in den Mittelpunkt. Die Befragten verbindet das Ereignis Frühgeburt, doch jede Familie hat ihre individuellen Belastungen und verfügt über eigene Ressourcen. Es gibt Belastungen der Mütter durch die Frühgeburt, den Verlauf der Schwangerschaft, den Gesundheitszustand der Mutter, den Verlauf des Gesundheitszustandes des/der Frühgeborenen und vieles mehr. Diese Belastungen werden in den folgenden Porträts der Familien kurz dargestellt. Der Fokus liegt bei der detaillierten Ergebnisdarstellung aber vor allem auf den Besonderheiten durch die Maßnahmen zur Eindämmung der Corona-Pandemie.

---

1 Vgl. Anmerkungen der Herausgeberin zum methodischen Vorgehen.
2 Es wurden getrennte Interviews mit den Müttern und den Vätern geführt.
3 Zu Beginn der Telefoninterviews wurde ein Fragebogen ausgefüllt zu den wichtigsten soziodemografischen Daten: Namen und Geburtstag des/der Frühgeborenen; Schwangerschaftswoche; Gewicht; Name der Eltern, Familienstand, höchster Schulabschluss, Beruf; Geschwisterkinder.
4 Das Expertinneninterview wurde telefonisch mit einer Sozialpädagogin geführt, die in der psychosozialen Versorgung des Klinikums Dritter Orden München tätig ist.

https://doi.org/10.1515/9783110735857-014

1 Kurzporträts der interviewten Familien

Insgesamt wurden acht[5] Familien befragt. Die Ergebnisse betreffen 13 frühgeborene Kinder, die überlebt haben, davon waren acht Jungen und fünf Mädchen. Das Geburtsgewicht dieser Frühgeborenen lag zwischen 630 und 1450 Gramm. Sie kamen zwischen der 24. und 32. Schwangerschaftswoche (SSW) im Klinikum Dritter Orden in München zur Welt. Es gab viermal Zwillinge, einmal Drillinge unter den Frühgeborenen. Bei einer Zwillingsgeburt ist ein Kind nach wenigen Wochen verstorben. Nur eine Familie hat noch ein älteres Geschwisterkind.

1.1 Leo

Leo[6] wurde in der 25. SSW kurz vor dem ersten Lockdown geboren. Er wog 800 Gramm. Seine Mutter lag vor der Geburt bereits einen Monat im Krankenhaus. Sie hatte große Angst, dass Leo bereits in der 22. SWS geboren werden könnte. Aber die Geburt konnte noch einige Wochen hinausgezögert werden. Leo hatte eine Infektion und musste mit Antibiotika behandelt werden. Mutter L befand sich zum Zeitpunkt des Interviews noch mit ihm im Krankenhaus. Leo hatte immer noch Probleme beim Atmen und seine Entlassung aus der Klinik wurde immer wieder verzögert, was für die Mutter eine große Belastung darstellt. Sie hatte immer wieder die Hoffnung, dass Leo in wenigen Tagen nach Hause darf und dann war sein Gesundheitszustand wieder so schlecht, dass er weiterhin in der Klinik bleiben musste. Der Vater durfte aufgrund des Lockdowns kurz nach der Geburt über einen Monat lang Leo nicht besuchen. Er begleitete Leos Mutter jeden Tag zur Klinik und wartete vor dem Krankenhaus, um sich ihnen nahe zu fühlen. Dies wird als besonders belastende Situation von beiden Eltern beschrieben. Die Mutter betont die große Unterstützung, die sie durch das Personal erhalten hat. Sie fühlt sich im Umgang mit Leo durch die Anleitung und Fürsorge des Klinikpersonals sicher. Leos Eltern sind beide nicht in Deutschland geboren. Der Aufenthaltsstatus des Vaters ist nicht gesichert, was eine zusätzliche große Belastung für die Familie darstellt. Als Ressource beschreibt die Mutter ihr Vertrauen in Gott, das sie als Christin hat. Es wurden beide Eltern befragt.

1.2 Madita und Mats

Die Zwillinge Madita (knapp über 1000 Gramm) und Mats (fast 1500 Gramm) wurden in der 29. SSW mitten im Lockdown geboren. Mutter M befand sich zum Zeitpunkt des

---

5 Die Kurzporträts wurden erstellt unter der Mitarbeit von Sonja Becker.
6 Alle Namen wurden anonymisiert und geändert. Die befragten Familien wurden mit Buchstaben bezeichnet. Vgl. Kapitel Fallporträts von den befragten Familien der Panelstudie von 2009 bis 2020.

Interviews mit beiden Kindern auf der Mutter-Kind-Station, da die Säuglinge noch mit Sauerstoffsättigungsabfällen zu kämpfen hatten und zum Teil über eine Magensonde ernährt werden mussten. Auslöser für die Frühgeburt waren vorzeitige Wehen. Mutter M lag bereits vor der Geburt im Krankenhaus. Zum Zeitpunkt des Interviews befand sie sich bereits die zehnte Woche in der Klinik, was für sie eine große Belastung darstellte. Die Vorbereitungen zu Hause waren noch nicht abgeschlossen, Besorgungen (Kinderwagen, Autositze) mussten noch getätigt und Anträge gestellt werden. Mutter M empfand es als Druck, ihre Kinder in der Klinik selbst versorgen zu müssen und war häufig in Zeitnot, da sie zu Hause die Vorbereitungen fertig stellen wollte. Sie hätte sich mehr Zeit gewünscht, sich von den psychischen und physischen Belastungen zu erholen. Mutter M fühlte sich überlastet und überfordert. Sie muss die traumatische Geburt und die Zeit danach erst noch verarbeiten und wünscht sich Ruhe und Normalität für die Zeit zu Hause.

1.3 Naomi und Nico

Naomi und Nico sind Zwillinge, die in der 28. SSW mitten im Lockdown geboren wurden. Sie wogen zwischen 1200 Gramm und 1400 Gramm. In der problematischen Schwangerschaft musste Mutter N immer wieder stationär überwacht werden. Nach der Geburt wurden die Kinder zwei Monate in der Klinik betreut, da sie anfangs Atemprobleme hatten und am Herzen sowie an der Leiste operiert werden mussten. Mutter N ist ein positiv eingestellter Mensch und hatte Unterstützung durch ihren Mann, der coronabedingt zu Hause war. Wegen des Lockdowns konnte das eigene Geschäft nicht geöffnet werden, trotzdem waren beide finanziell abgesichert. Die Familien der beiden Ehepartner leben im Ausland und konnten die Kinder bisher nicht sehen. Auch wenn enger Kontakt über Telefon und Skype regelmäßig gepflegt wird, stellen die fehlenden Besuchsmöglichkeiten eine zusätzliche Belastung dar. Die Eltern sehen sich als „Team" (Mutter N, Zeile 267), unterstützen sich gegenseitig und betonen, wie glücklich sie sind, Eltern geworden zu sein. Es wurde mit beiden Elternteilen ein Interview geführt.

1.4 Paul

Paul kam als erstes Kind eines Ehepaares in der 32. SSW mit mehr als 1200 Gramm mitten im Lockdown auf die Welt. Die Schwangerschaft seiner über 40-jährigen Mutter ist das Ergebnis einer künstlichen Befruchtung nach mehreren Fehlgeburten. Die Frühgeburt des Kindes traf Mutter P vollkommen unerwartet, obwohl ihr Gesundheitszustand bereits während der Schwangerschaft bedenklich war. Eine „schwierige Versorgungslage" des Jungen (Mutter P, Zeile 90) mit einem daraus resultierenden zu geringen Gewicht mit einhergehender Wachstumsdiskrepanz des Fötus stellten Risikofaktoren dar. Die Akademikerin gab an, während der Schwangerschaft beruflich sehr viel Stress gehabt zu haben und hoffte darauf, dass sich durch die verordnete Ruhe infolge der stationären Aufnahme der Gesundheitszustand von ihr und dem Kind verbessern würde. Obwohl dies im Laufe des Klinikaufenthalts anfangs tatsächlich der Fall war, konnte der vorzeitige Kaiserschnitt nicht verhindert werden. Durch den stationären Aufenthalt der Mutter und die Frühgeburt musste der geplante Umzug der Familie vom Ehemann alleine organisiert werden. Auch die weiteren Vorbereitungen für die Zeit nach der Geburt konnten nicht fertiggestellt werden. Paul erkrankte während der Klinikzeit.[7] Die Situation verunsicherte Mutter P sehr. Frau P hat eine Kinderärztin gewählt, die den Schwerpunkt in der Neonatologie hat. Es wurden Mutter und Vater befragt.

1.5 Romy und Ronja

Romy und ihre Zwillingsschwester Ronja wurden in der 24. SSW vor dem ersten Lockdown geboren. Romy wog knapp über 600 Gramm, Ronja hatte ein Gewicht unter 600 Gramm. Ronja verstarb nach wenigen Wochen. Dadurch wiederholte sich eine Tragödie: Ein Jahr zuvor hatte die Mutter ebenfalls eine Frühgeburt mit einem Mädchen erlitten und hat ihre frühgeborene Tochter Ramona nach wenigen Wochen verloren. Diesmal überlebte ein Mädchen, Romy, die Frühgeburt. Der Klinikaufenthalt von Romy ging in den Lockdown über. Zum Zeitpunkt des Interviews war Romy bereits zwei Monate zu Hause. Aufgrund der Frühgeburt vor einem Jahr und der daraus folgenden gesundheitlichen Belastungen erhielt Frau R während der Zwillingsschwangerschaft ein Beschäftigungsverbot. Trotz der Schonung gab es in der 18. SSW die gleichen Komplikationen wie vor einem Jahr. Aufgrund ihrer Erfahrung reagierte Frau R sofort und wurde in die Klinik eingewiesen. In der Klinik wurde alles versucht, die Frühgeburt zu verzögern. Dies gelang bis zur 24. SSW, dann konnten die Wehen nicht mehr gestoppt werden. Ronja bekam eine Infektion und musste dreimal operiert werden. Doch ihr Leben konnte nicht gerettet werden. Mutter R war in den letzten Stunden bei ihr und konnte Ronja in den Armen halten. Sie ist dem Klinikum sehr dankbar, dass ihre Wünsche in dieser extrem schwierigen Situation berücksichtigt wurden. Es ist für sie von existentieller Bedeutung, dass sie Ronja bis zur letzten Minute begleiten konnte. Kurz nach Ronjas Tod kam der erste strenge Lockdown und Mutter R war mit Romy isoliert in der Klinik. Die Sorge und Pflege von Romy gaben Frau R einen wichtigen Halt nach dem Verlust von Ronja und Ramona. Gleichzeitig hatte sie extreme Ängste, dass sie Romy auch noch verlieren könnte. Eine zusätzliche Belastung stellte dar, dass Vater R während der ganzen Zeit wegen einer beruflichen Fortbildung unter der Woche in einer anderen Stadt lebte und nur zu den Wochenenden da sein konnte. So ist Frau R besonders dankbar für die Unterstützung des medizinischen, pflegerischen und psychologischen Personals der Klinik. Auch jetzt ist

---

7 Aus Datenschutzgründen wird die Erkrankung nicht genauer benannt.

Frau R mit Romy unter der Woche alleine zu Hause. Frau R hat sich nach dem Tod von Ramona im letzten Jahr psychologische Hilfe geholt. Wenn ihr Mann die Fortbildung abgeschlossen hat und wieder vor Ort ist, wird sie die Therapie wieder aufnehmen, um den Tod von Ronja zu verarbeiten. Sie genießt momentan die Zweisamkeit mit ihrer Tochter Romy. Es ist noch nicht geklärt, ob Romy neurologische Schäden davon getragen hat. Bis jetzt ist in der Physiotherapie nichts davon zu erkennen, was Frau R hoffnungsvoll stimmt. Aber sie muss die nächsten Jahre noch mit der Unsicherheit leben.

1.6 Samuel und Silas

Die Zwillinge Samuel und Silas sind bereits im Herbst 2019 geboren worden. So fiel die Nachsorge mitten in den Lockdown. Beide Jungen wogen bei der Geburt über 900 Gramm. Der Verlauf der Zwillingsschwangerschaft von Samuel und Silas war komplikationsreich und sehr belastend. Die beiden Jungen kamen in der 26. SSW auf die Welt. Die Schwangerschaft war ungeplant und völlig überraschend für die Mutter. Familie S hat noch eine erwachsene Tochter. Nachdem Mutter S jahrelang versucht hat, nochmals schwanger zu werden, hatte sie die Hoffnung aufgegeben. Sie dachte nicht, dass sie überhaupt schwanger werden könnte. Die Schwangerschaft war geprägt von starken gesundheitlichen Problemen der Mutter. Auch die Frühgeburt und der lange Klinikaufenthalt der Kinder war emotional sehr schwierig für sie. Zum Zeitpunkt des Interviews hatte Mutter S keine Unterstützung in der Betreuung ihrer Zwillinge und fühlte sich stark belastet durch die komplikationsreiche gesundheitliche Situation ihrer frühgeborenen Söhne. Besonders Silas hat Folgeschäden und muss täglich Medikamente bekommen, die frisch aufbereitet werden müssen. Die beiden Kinder hatten zahlreiche gesundheitliche Krisen auf der Intensivstation. Mutter S spricht von einem Trauma und wünscht sich psychologische Betreuung. Da die Betreuung der Kinder von niemandem übernommen werden kann, hat sie keine Zeitkapazitäten dafür.

1.7 Tristan

Tristan wurde in der 29. SSW mitten im ersten Lockdown mit über 1200 Gramm geboren. Das Interview wurde geführt, als Tristan gerade zwei Wochen zu Hause war. Mutter T musste mit vorzeitigen Wehen ins Krankenhaus. Die Frühgeburt konnte zu diesem Zeitpunkt verhindert werden, und sie konnte die Klinik wieder verlassen. Doch nach nur einer Woche hatte sie erneut Wehen und einen vorzeitigen Blasensprung. Somit konnte die Frühgeburt nicht mehr aufgehalten werden. Mutter T kam wieder in der Klinik, und Tristan war innerhalb von wenigen Stunden auf der Welt. Mutter T war von den Ärzten vorgewarnt, dass es schnell passieren kann. Tristan benötigte schnell keine Atemhilfe mehr und konnte voll gestillt werden. Vor der Mutter-Kind-Station, in der die Mutter erstmals die volle Verantwortung für ihr Kind bekommt, hatte Frau T Angst, gerade weil sie körperlich noch nicht ganz fit war. Dann hat sie die Zeit auf der Station sehr genossen und gemerkt, wie groß die Belastung der abendlichen Trennung vom Kind gewesen war. Zu Hause hat Frau T in den ersten Wochen Unterstützung von einer Kinderkrankenschwester, die ins Haus kommt. Frau T befindet sich in Therapie und konnte die Besuche beim Psychologen nach der Frühgeburt fortsetzen.

1.8 Valentin, Vanessa und Victoria

Die Mutter V hatte in der 29. SSW nach einer künstlichen Befruchtung mitten im Lockdown eine Drillingsgeburt, Valentin (über 1300 Gramm), Vanessa (unter 900 Gramm) und Victoria (unter 800 Gramm). Die Mädchen sind eineiig, der Junge hatte eine eigene Fruchtblase. Aufgrund einer schlechten Versorgungslage der Kinder wurde Mutter V eine Woche vor der Entbindung stationär aufgenommen. Der Kaiserschnitt wurde geplant, als die Durchblutungswerte der Kinder besorgniserregend waren und am darauffolgenden Tag durchgeführt. Mutter V ging es nach der Geburt gesundheitlich sehr schlecht, sie musste zwei Wochen stationär behandelt werden und brauchte weitere drei Wochen, bis sich Besserung einstellte, da sich ihre Laborwerte nur sehr langsam erholten und sie außerdem an einer zusätzlichen Infektion erkrankte. Da Mutter V selbst im medizinischen Bereich arbeitet, war es für sie sehr schwierig, vorgegebene Routinen bei den Kindern durchzuführen, ohne dafür die notwendige Indikation zu sehen. Entgegen der Vorgaben aus der Klinik hätte sie sich bei der Entlassung einen Monitor gewünscht, um ihn bei Bedarf anschließen zu können. Das Thema „plötzlicher Kindstod" (Mutter V, Zeilen 400 f.) wurde in ihren Augen von den Schwestern zu stark thematisiert und löste deshalb Ängste bei ihr aus. Alle drei Kinder hatten anfangs Probleme mit der Atmung, insbesondere der Junge. Die Mutter hat großes Vertrauen in sich und ihre Kinder und vertritt das Motto „es wird alles gut!" (Mutter V, Zeilen 780 f.).

2 Professionelle Unterstützung im Klinikum in der Corona-Krise

Das Klinikum Dritter Orden München bietet – neben der ausgezeichneten medizinischen Versorgung[8] – ein breites Spektrum an psychosozialen Angeboten.

Ein multiprofessionelles Team[9] der psychosozialen Versorgung betreut Patient(inn)en und Angehörige. Zwei Sozialpädagoginnen sind speziell für Frühgeborene und ihre Eltern zuständig und arbeiten eng mit Psycholog(inn)en zusammen. Die Betreuung setzt bei der Geburt an und wird auch zu Hause weitergeführt. Die frühgeborenen Kinder durchlaufen je nach Gesundheitszustand unterschiedliche Stationen des Klinikums:

> [Wenn] die auf die Welt gekommen sind und dann [...] sind sie erst mal einige Wochen, je individuell, auf der Intensivstation. Und dann nach unterschiedlichen Kriterien, wenn die Atmung funktioniert, wenn keine Komplikationen sind, wenn die Verdauung funktioniert, kommen sie auf die IMC, das ist die Früh- und Neugeborenenstation. Da sind sie auch ein paar Wochen, zum Wachsen und Gedeihen, und die beiden Stationen sind eben so, dass die Mamas nicht übernachten dürfen. Und der nächste Schritt, das ist dann die Station 37, das ist die Mutter-Kind-Station, wo die Mamas dann im Prinzip auch aufgenommen werden stationär und 24 Stunden das Kind versorgen. Da [...] werden die Mamas eben angeleitet und dann (kommt, M. G.-L.) die Entlassung. Es gibt bei uns in der Klinik die Nachsorgeschwestern, der Bunte Kreis, die auch schon Kontakt in der Klinik aufnehmen, und die betreuen die Mamas dann, wenn sie entlassen werden mit Hausbesuchen. (Sozialpädagogin, Zeilen 35 – 48[10])

Zudem gibt es eine entwicklungsneurologische Begleitung nach dem Krankenhausaufenthalt. Das sozialpädiatrische Zentrum (SPZ) ist im Haus angesiedelt und die Frühgeborenen erhalten bereits ca. drei Monate nach der Entlassung den ersten Termin zur Nachuntersuchung.

Das Aufgabenspektrum der psychosozialen Versorgung (siehe Abb. 3)[11] ist vielfältig.

---

8 Von 2020 bis 2021: Qualitätssicherung für die stationäre Versorgung von Kindern und Jugendlichen, URL: https://www.dritter-orden.de/images/PDF/Zertifikat_2020-2021_Muenchen_K3O_KJM_PLUS.pdf ?m=1598009685& (letzter Aufruf: 24.04.2021).
9 Das Kapitel stellt die Informationen aus dem Expertinneninterview mit der Sozialpädagogin dar.
10 Die Zeilenangaben beziehen sich auf die unveröffentlichten transkribierten Interviews, die von Michaela Gross-Letzelter 2020 durchgeführt wurden.
11 Abb. 3 erstellt von Franziska Baur aus Materialien des Klinikums Dritter Orden München.

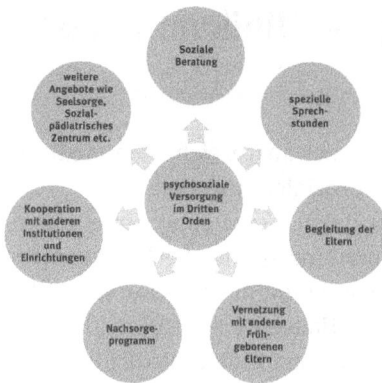

Abb. 3: Psychosoziale Versorgung im Klinikum Dritter Orden (Quelle: eigene Darstellung).

Wenn ein Frühgeborenes auf der Intensivstation liegt, nimmt eine Mitarbeiterin der psychosozialen Versorgung immer Kontakt mit den Eltern auf. Es ein multiprofessionelles Vorgehen, um eine optimale Versorgung zu gewährleisten.

> Also wir haben immer einmal in der Woche pro Station eine Stationsbesprechung, da ist im Optimalfall immer der Stationsarzt dabei, eine Pflegekraft, dann eben Psychologen, Sozialpädagogen, die Physiotherapeuten sind dabei, die Seelsorge – also es ist immer eine relativ große Besprechung, wo jedes Kind besprochen wird. (Sozialpädagogin, Zeilen 84 – 88)

Eine der Konsequenzen des ersten Lockdowns für die Eltern der Frühgeborenen war, dass die psychosoziale Unterstützung im Klinikum nicht in vollem Umfang angeboten werden konnte, da die persönlichen Kontakte reduziert oder teilweise ausgesetzt werden mussten. Stattdessen erfolgte eine telefonische Beratung, sodass die Eltern der Frühgeborenen nur sehr begrenzt von dem in normalen Zeiten sehr großen Angebot profitieren und es in Anspruch nehmen konnten.

3 Zeitpunkt Frühgeburt und Corona-Pandemie

Von den acht Familien hatten sieben die Frühgeburt zwischen Januar und Juni 2020, d. h. sie erlebten die eingeschränkten Maßnahmen während ihrer Klinikzeit. Insbesondere waren davon die Familien betroffen, bei denen die Frühgeburten auf die Monate März bis Mai 2020 fielen – das waren fünf Familien. Eine Familie hatte die Frühgeburt bereits im September 2019 und erlebte die Corona-Pandemie, als sie bereits zu Hause war. Somit wurden ganz unterschiedliche Erfahrungen erfasst.

Exkurs: Historie – Patientenbesuche

Um einen Einblick zu erhalten, welche Maßnahmen zur Eindämmung der Pandemie die befragten Eltern von Frühgeborenen betroffen haben, werden hier die wichtigsten

Maßnahmen von Beginn des ersten Lockdowns bis zum Ende des Befragungszeitraumes im Juli 2020 überblicksartig vorgestellt.[12]

Tab. 2: Maßnahmen zur Eindämmung der Corona-Pandemie Kinderklinik Dritter Orden München (Quelle: siehe Fußnote 12).

Zeitpunkt	Maßnahmen
13.03. 2020	Grundsätzliches Besuchsverbot (Ausnahmen z. B. Palliativpatienten, Kinderklinik für einen Elternteil); Aushang und Info auf Homepage.
15.03. 2020	Hinweisschild auf Besuchsverbot in verschiedenen Eingängen.
17.03. 2020	In der Kinderklinik darf max. ein Elternteil zu Besuch kommen. Dies gilt auch bei Frühgeborenen. Aufgenommene Begleitpersonen gelten bereits als Besuch.
18.03. 2020	Aktualisierung der Besuchervorgaben; Kriterien, wann Besucher das Haus betreten dürfen: Bringen eines Patienten (Aufnahme und Anruf auf Station) Abholen eines Patienten (Anruf auf Station) Besuchsmöglichkeit von Kindern (ein Elternteil pro Kind, wenn nicht schon als Begleitperson im Haus) Personen jünger als 16 Jahre kein Zutritt Frühgeborene (ein Elternteil pro Kind, wenn nicht schon als Begleitperson im Haus) Schwangere: Vater nur bei Geburt, keine Geschwisterkinder Schließung der Eingänge mit sofortiger Wirkung.
06.05. 2020	Entscheidung zur Umsetzung der Besucherregelungen am kommenden Samstag: Besuchsslots für die Stationen von 10 – 13 Uhr und 14 – 19 Uhr Maximale Besuchsdauer pro Patient eine Stunde pro Tag Namentliche Benennung der Besuchsperson und Benennung des Slots Festlegung von Hygienevorgaben Weiterhin kein Besuch für Quarantänepatienten Eingeschränkter Besuch auf Intensivstation möglich
11.05. 2020	Die Besuchszeiten werden ab Dienstag geändert auf täglich 10 – 12 Uhr und 16 – 19 Uhr.
24.06. 2020	Am gestrigen Dienstag wurde durch den Ministerrat per Pressemitteilung eine neue Besucherregelung ab 29.06.2020 angekündigt. Weitere Informationen bezüglich Umsetzungsvorgaben liegen noch nicht vor. Anpassung der Besuchszeiten und der damit einhergehende organisatorische Ablauf wird vorbereitet.
01.07. 2020	Der Krisenstab verabschiedet die neuen Besucherregelungen zum 02.07.2020. Diese gelten sowohl für die Erwachsenen- als auch für die Kinderklinik. Weiterhin gilt die namentliche Registrierung mit Telefonnummer und Patientenname pro Besuch.

---

12 Informationen von Johannes Benner, Leiter Organisationsentwicklung, Qualitätsmanagement und Unternehmenskommunikation Klinikum Dritter Orden Müchen gGmbH.

4 Zufriedenheit mit dem Klinikum

Alle Befragten sind dankbar und froh, dass sie im Klinikum Dritter Orden München die Frühgeburt ihres/ihrer Kinder erlebt haben.

> [...] Dritter Orden ist eine gute Klinik. (lacht). Ja also, das war auf jeden Fall, also wie meine Frau schon so sagte, also, eine sehr, sehr gute Entscheidung, dass wir beim Dritten Orden aufgenommen wurden. [...] Besser geht's nicht. (Vater N, Zeilen 226–231)

Auch der gute Ruf des Klinikums bestätigt die Eltern in ihrer Wahl.

> [...] Und ich hab auch von anderen Eltern [...] gehört, wenn die fragten: „Wo ist denn deine Frau?" „Ja im Dritten Orden", haben sie immer gesagt: „Das ist sehr schön." Also die selber dann im Dritten Orden und auch andere Krankenhäuser erfahren haben und den Dritten Orden sehr zu schätzen wussten. Und das hat mich auch wieder sehr gefreut und beruhigt, ja weil du da wirklich in guten Händen [...] bist. Das Gefühl hatte ich eben auch, dass es ein gut organisierter Laden ist und fähige und liebe, liebes Personal, ja. Hat mich gefreut, dass wir dort gelandet sind. (Vater P, Zeilen 455–462)

Insgesamt besteht bei den Eltern eine große Zufriedenheit mit der Wahl des Klinikums Dritter Orden München. Es werden viele Situationen geschildert, in denen die Befragten vom Klinikpersonal unterstützt wurden und sich gut betreut wussten. Gerade in Krisensituationen wird es wertgeschätzt, dass oft auf die Wünsche und individuellen Probleme der Eltern eingegangen wird.

Bei Familie R stirbt eines der Zwillingsmädchen nach wenigen Wochen, und die Mutter beschreibt diesen Abschied folgendermaßen:

> [...] Die Schwestern und Ärzte, die haben uns allein gelassen, weil ich wollte das nicht, ich wollte da so eine Privatsphäre haben. Das war dann, also das haben sie auch akzeptiert. (Mutter R, Zeilen 181 ff.)

Auch nach dem Tod fühlt sie sich gut betreut.

> [...] dass die Ronja verstorben ist, und da war ich dann ja auch danach wieder allein, da haben mich die Psychologen und Ärzte und Schwestern alle immer unterstützt. Die haben halt gesagt, wenn ich etwas brauche, soll ich was sagen und das war, das war voll in Ordnung. (Mutter R, Zeilen 145–148)

Es wird in allen Interviews deutlich, dass das Klinikpersonal versucht hat, im Rahmen der vorgegebenen Regelungen den Eltern möglichst viel Unterstützung zu geben.

5 Ressourcen der Eltern von Frühgeborenen

Für die Mütter ist der Partner und Vater der Kinder die wichtigste Ressource. In den gesamten Interviews wird immer wieder erwähnt, wie zentral die Bedeutung der Männer für die Frauen ist, da man sich zu zweit und folglich gemeinsam der Situation stellen kann.

Einige Frauen sind bereits in Therapie oder wünschen sich psychologische Unterstützung, wenn sie Zeit dafür finden.

Die Mutter R, die bereits eine Frühgeburt hatte und das Kind verloren hat, zieht aus den Erfahrungen Kraft für die jetzige Situation. Die Mutterrolle und die damit einhergehende Verantwortung helfen ihr dabei, jeden Tag neu anzugehen, jede überwundene Schwierigkeit abzuhaken und weiterzumachen. Sie bezeichnet sich selbst als starke Persönlichkeit.

Die Mutter N hat grundsätzlich eine positive Lebenseinstellung: Für sie ist das Glas immer halbvoll und nicht halbleer. Ihrer Ansicht nach hat sie eher Glück in dieser Situation gehabt und zählt alles Positive auf: die Wahl des Klinikums Dritter Orden, dass die Familie keine finanziellen Probleme hat und durch Corona sogar eine berufliche Entlastung erfährt.

Mutter V hilft ihr Glaube, aber auch das Vertrauen in ihren Partner und in die frühgeborenen Kinder:

> [...] Ich vertraue meinen Kindern, und ich habe das Gefühl, es wird alles gut" (Mutter V, Zeilen 766 f.)

Die eigene Gläubigkeit und die Wahl des Klinikums Dritter Orden München gaben auch Mutter P Halt:

> [...] Ich bin tatsächlich ein gläubiger Mensch, das hat mir auch geholfen. Ich war auch froh, dass wir im Dritten Orden gewesen sind und [...] es [...] gibt die Möglichkeit, auch einen Seelsorger mal zu sprechen, das haben wir tatsächlich nicht wahrgenommen, aber allein der Gedanke, dass sowas gibt's und das Haus grundsätzlich dem offen gegenübersteht, das fand ich sehr angenehm, ja. (Mutter P, Zeilen 1066–1073)

Für Mutter M ist Schlaf etwas ganz Wichtiges, Meditation und sich etwas Gutes gönnen, wie eine Tasse Cappuccino.

Auch Gespräche mit Freundinnen oder anderen Eltern von Frühgeborenen werden erwähnt.

Mutter L hat eine Ärztin gefragt, die ihr folgenden Rat gegeben hat:

> [...] I should just stay healthy and pray. So that I will be ready when the time comes for the new challenges that being a premiee mom brings. (Fragebogen Mutter L)

Für Vater N ist die Ehefrau die wichtigste Kraftquelle, aber auch die Telefonate mit der Familie, den Eltern und Schwiegereltern, bei denen allerdings nur die positiven Entwicklungen berichtet und alle Schwierigkeiten verschwiegen werden.

Vater P kann nicht explizit beschreiben, was ihm geholfen hat.

> [...] Kann ich gar nicht sagen, also in der Zeit ich hab einfach weiter gemacht, also [...] es ist eine Ausnahmesituation, die ich so noch nicht erfahren habe, also mich selbst habe ich auch noch nicht so erfahren, dass ich einfach mal weitergemacht, erledigt, was es zu erledigen gab und ansonsten habe ich geschlafen. (lacht) (Vater P, Zeilen 220 – 224)

So werden unterschiedliche Kraftquellen der Eltern beschrieben. Die wichtigste Ressource für die Frauen ist eindeutig der Partner. Es werden andere – persönliche wie professionelle – Bezugspersonen genannt, aber auch die eigene Lebenseinstellung spielt eine Rolle. Bei manchen Müttern werden der eigene Glaube und das Klinikum Dritter Orden München, auch als „spirituelles Haus" erwähnt. (Mutter P, Zeile 1068)

6 Auswirkungen der Maßnahmen zur Eindämmung der Corona-Pandemie: Besuchsverbot, Ängste und Einsamkeit

Gemäß den landesweiten Vorgaben wurden in den Kliniken Maßnahmen zur Eindämmung der Corona-Pandemie eingeführt.[13] Das Besuchsverbot, das während der Ausgehbeschränkungen eingeführt wurde, war für die Mütter, die während der Schwangerschaft bereits in der Klinik lagen, eine extreme Belastung. Die Situation allein mit der Angst vor einer Frühgeburt, mit den Sorgen um das Kind im Krankenhaus zu liegen, mit den eigenen gesundheitlichen Problemen zurechtzukommen, ohne dass man Besuch erhalten kann, wurde in den Interviews lange und anschaulich beschrieben.

> [...] Ich war komplett isoliert ja, also ich war halt allein ohne Besuch. (Mutter V, Zeile 105)

Um gegen die Einsamkeit und Ängste anzukommen, wurde intensiver telefonischer Kontakt zum persönlichen Umfeld gehalten. Doch das reichte nicht aus, um die Situation erträglich zu machen.

> [...] Ich habe extrem viel geweint. [...] Mir hat einfach diese körperliche Zuwendung total gefehlt, und es hätte mir schon gereicht, wenn mich mein Mann vielleicht mal eine Minute irgendwie hätte in den Arm nehmen können. (Mutter M, Zeilen 117– 120)

---

13 Vgl. Exkurs Historie – Patientenbesuche.

Eine Mutter war viele Stunden zur Überwachung in einem Raum ohne Fenster im Bereich des Kreißsaals, da versucht wurde, die Frühgeburt zu verhindern oder zumindest hinauszuzögern.

> [...] Das war dann aber so, dass ich dann eigentlich jeden Tag in den Kreißsaal wieder verlegt wurde. [...] Die ersten Tage hieß es: „In den Kreißsaal dürfen nur Männer zur Geburt kommen, Sie gebären ja jetzt grade nicht, im Gegenteil." [...] und da durfte mein Mann dann nicht kommen und [...] aufgrund dieser auch dieser räumlichen Situation, wo ich dachte, ich krieg hier keine Luft, ich lieg im Dunkeln, ich weiß nicht so richtig, was jetzt wird mit meinem Kind [...] das war relativ schwierig und da hätte ich mir schon sehr auch gewünscht, dass mein Mann mich hätte direkt besuchen können. (Mutter P, Zeilen 169 – 199)

Doch nicht nur die Partner, sondern auch Verwandtschaft und Freundinnen wurden vermisst.

> [...] Weil ich da ja auch noch alleine war [...] auch, dass Freundin und Familie nicht kommen durften. (Mutter T, Zeilen 28 f.)

Während dieser strengen Beschränkungen durften die Männer nur in den Kreißsaal, wenn die Geburt unmittelbar bevorstand. So lagen manche Frauen stundenlang ganz allein in den Wehen, bevor der Mann in der Endphase hinzugeholt werden konnte.

> [...] Um 11 Uhr am Abend bin ich in den Kreißsaal gekommen und dann lag ich da auch bestimmt acht Stunden oder so und da lag ich alleine (schluckt) und [...] das war auch ziemlich schlimm für mich, weil ich hatte auch Schmerzen. Und ich glaube, diese Schmerzen waren stärker als sie hätten sein müssen, weil ich tierische Angst hatte und da alleine gelegen bin. Und mein Mann durfte dann, um 7 Uhr morgens oder so durfte ich ihn anrufen, dass er jetzt kommen soll, wo dann im Raum stand, dass jetzt dann bald der Kaiserschnitt ist, da durfte er dann kommen und da habe ich gemerkt, wie sich mein ganzer Körper auf einmal entspannt hat, als dann mein Mann da war [...] Ja, das war coronabedingt, dass man quasi nur zu dem Zeitpunkt da sein darf, wo auch wirklich jetzt gleich die Geburt ansteht. (Mutter M, Zeilen 169 – 188)

Besonders schwierig war auch die Zeit direkt nach der Geburt. Manche Väter konnten gar nicht mehr zu ihren Frauen, da sie bereits die Frühgeborenen besucht hatten.

> [...] Entweder ich oder er hat dann zu den Kindern dürfen, wir durften quasi nicht zusammen zu den Kindern [...] und er durfte aber dann danach auch nicht nochmal zu mir. (Mutter V, Zeilen 170 – 173)

Mutter V durfte dann insgesamt vier Tage ihren Mann nicht sehen. Da sie große, lebensbedrohliche gesundheitliche Probleme nach der Geburt hatte, war dies für sie besonders belastend.

Der Vorteil einer Mehrlingsgeburt war, dass die Regel galt: pro Kind ein Elternteil. (Mutter N, Zeile 236). Damit durften z. B. bei Zwillingen beide Elternteile die Frühgeborenen in der Kinderklinik im Klinikum Dritter Orden München besuchen. Somit konnten Mutter wie Vater mit einem Kind „Känguruen".[14] Bei Eltern, die ein Kind in der Klinik hatten, konnte zeitweise nur eine Person das Frühgeborene besuchen. Das war für die Väter eine emotional schwierige Situation:

> [...] I was sad. Only the mom can go in, but I still go to the hospital daily and stay outside of the hospital until the mom comes out and we go home together. My mind is more at peace when I am close by them. (Vater L, Fragebogen)

Auch wurden die Väter dadurch vor schwierige Entscheidungen gestellt, wie der Zwillingsvater N beschreibt:

> [...] Also ich durfte eigentlich die beiden (Frühgeborenen, M. G.-L.) sehen, aber, ich habe [...] nicht gemacht, weil, ich war, erstmal ein bisschen bei (der Ehefrau, M. G.-L.), weil da war die Regel, wenn ich dann von der (Ehefrau, M. G.-L.) weg bin, dann darf ich nicht mehr zurückkommen. (lacht) Das ist das diese Eine-Stunde-Regel. Deswegen ich war erstmal bei meiner Frau. (Vater N, Zeilen 27–30)

Kurze Zeit nach dem Tod des Zwillingsmädchens Ronja wurden die strengen Regelungen eingeführt. Das hat Mutter R besonders stark getroffen, da ihr Mann unter der Woche auswärts war und nur am Wochenende für sie da sein konnte:

> [...] Also für mich war es einfach am Schlimmsten, dass ich keinen Besuch mehr empfangen konnte, also weder meine Eltern, noch mein Bruder, also alle, die wo mir sehr nahe stehen, familientechnisch, durfte ja keiner mehr kommen, weil ich wollte ja auch persönlich des Risiko nicht eingehen, dass ich mich jetzt mit jemanden treffe, und ich dann angesteckt werde, oder irgendwas, weil ich hatte ja schließlich die Romy auch noch im Inkubator auf der Intensiv liegen, die mich ja gebraucht hat. (Mutter R, Zeilen 154–159)

Alle Eltern, die von dem Besuchsverbot betroffen waren, haben darunter gelitten und waren der Isolation ausgesetzt.

7 Weitere Belastungen während der Klinikzeit – nach der Geburt

Es wurden in den Interviews vereinzelt auch andere Belastungen geschildert. Zum Beispiel wurde erwähnt, dass der Gesundheitszustand von anderen Frühgeborenen die neben den eigenen Kindern lagen, zur Belastung werden konnte, wenn aufgrund einer akuten Krise das eigene Kind nicht besucht werden durfte.

> [...] Ich mein, man versteht das ja total [...] Das war, glaub ich, der dritte Tag nach der Geburt, da hab ich ihn halt irgendwie gar nicht zu Gesicht bekommen und war den ganzen Tag immer nur

---

14 Vgl. Kapitel Pflegerische Versorgungsmethoden speziell für Frühgeborene unter Einbindung der Eltern am Beispiel von NIDCAP® von Elisabeth Fay u.a.

dabei, immer wieder unten an der Station anzurufen, weil es immer hieß, ich soll wieder anrufen, ich soll wieder anrufen und ich dann auch relativ forsch irgendwie am Telefon immer wieder abgetan wurde und es wieder hieß, ich soll wieder anrufen. Und im Endeffekt war ich dann am Abend fix und fertig und hätte mir jetzt eigentlich, tatsächlich einfach nur gewünscht, dass mir jemand gesagt hätte, also heute passt es nicht, weil heute ist bei uns so viel los. (Mutter T, Zeilen 257–266)

Das Ideal einer glücklichen Mutter mit einem reifgeborenen Baby vor Augen zu haben, hat eine andere Mutter sehr belastet.

[...] wurde ich dann auf ein Zimmer verlegt, in dem kam ich rein und es roch richtig nach Baby und die frisch gebackene Mutter war grad am Stillen, [...] also da musst ich erstmal richtig heulen, [...] weil ja eben mein Kind auf der Intensivstation noch war und ich auch völlig unvorbereitet in die Situation gekommen bin. Also da hätte ich mir dann gewünscht, dass man mir mal vorher gesagt hätte, dass ich eben jetzt ein Zimmer mit Kind kommen würde, dann hätte ich es einfach schon mal gehört und ich glaube, dann wäre es einfacher gewesen, als so ja wirklich unvorbereitet in dieses Zimmer reingefahren zu werden und ich hatte einfach nicht damit gerechnet und [...] in dieser Idylle dann anzukommen und selber eben in so einer ganz andern Situation noch zu sein. (Mutter P, Zeilen 277–291)

Der Gesundheitszustand der Mütter nach der Geburt war teilweise noch sehr schlecht. Manche Mütter hätten sich mehr Zeit zur Erholung gewünscht, um sich zu regenerieren. So kam es zu Überforderungssituationen.

Von einer Mutter wurde das Eingebundensein in die Versorgung der Frühgeborenen teilweise auch als Druck vonseiten des Klinikpersonals erlebt:

[...] Manchmal, also auf der Frühchenstation, muss ich aber auch sagen, wurde ein bisschen Druck aufgebaut, dass wir nämlich die Kinder versorgen sollen und möglichst viele Runden da sein sollen. Und es gab schon eine Phase, wo es meinem Mann und mir sehr schlecht ging und wir emotional noch gar nicht in der Lage waren, gerade als die Kinder noch so klein waren, weil man hat, man hat dann schon Angst die irgendwie anzufassen, zu drehen, die Windel anzuziehen, das hat uns am Anfang ehrlich gesagt extrem überfordert und da wurde so ein bisschen Druck aufgebaut, dass wir das doch bitte machen sollen. Das hat uns ein bisschen überfordert. (Mutter M, Zeilen 638–647)

Auf ihre Überforderung wurde vonseiten der Klinik reagiert.

[...] Wir hatten des Glück, weil es mir ja so schlecht ging , teilweise ja wochenlang und mein Mann dann auch ein bisschen überfordert war, dass wir [...] die beiden Omas [...] holen [...] durften. [...] Das war eine wahnsinnige Erleichterung [...] das war auch sehr emotional und dann haben die uns einfach ein bisschen unterstützt [...] auch mit den Kindern gekuschelt [...] auch gewickelt und gefüttert. (Mutter M, Zeilen 526–536)

Dies ist wieder ein Beispiel von vielen, bei denen das Klinikpersonal die individuellen Bedürfnisse der Eltern erkannt und berücksichtigt hat.

8 Vorbereitung auf zu Hause

Besonders positiv wird die Mutter-Kind-Station gesehen, in der die Mütter (oder auch die Väter) vor der Entlassung übernachten können und ihr Kind/ihre Kinder allein versorgen können.

> [...] Wir haben weiter immer viel gelernt. Also vor dieser Begleitung, da war da haben wir eigentlich die Babys nur quasi besucht. Jeden Tag sehr lang, aber des war immer noch nur ein Besuch. Da hat man nicht 100 % alles mitbekommen, [...] was das bedeutet. Wieviel Arbeit das ist und wie es sich anfühlt, die Kinder rund um die Uhr zu versorgen. Und da an dieser Eltern-Kinder, dieser Säuglingsstation, haben wir quasi so einen Crashkurs bekommen, rund um die Uhr. Allein. Die Babys zu versorgen. Das war [...] eine gute [...] psychologische Vorbereitung. (Mutter N, Zeilen 223–230)

Die Situation, dass bei Drillingen nicht alle Kinder mit in das Mutter-Kind-Zimmer konnten und somit aufgrund der Besuchsregelungen nicht alle Kinder besucht werden konnten, belastete die Mutter sehr:

> [...] Also es war auch so, dass die Vanessa zwei Wochen lang alleine auf der IMC war und die anderen zwei schon im Mutter-Kind-Zimmer. Und das war auch ein ziemlicher Spagat, weil natürlich ich auch zu Vanessa wollte, um sie zu versorgen beziehungsweise zu kuscheln. Ich wusste aber dann, dass eigentlich keiner bei meinen Kindern ist, [...] wo ja auch in gewisser Weise erwartet wird, dass man die versorgt, selbstständig versorgt. (Mutter V, Zeilen 558–563)

Auch in diesem Fall wurde flexibel auf die Situation der Mutter reagiert, und die beiden Kinder wurden versorgt, solange die Mutter beim dritten Kind war.

Es werden von einigen Familien verschiedene Gelegenheiten geschildert, in der das Klinikpersonal den Rahmen der Regelungen ausgeschöpft hat, um die Eltern individuell zu unterstützen. Das wurde von Müttern wie Vätern sehr wertgeschätzt.

Das Fehlen einer solch flexiblen Vorgehensweise wird von einer anderen Familie kritisiert. Es entstand der Eindruck, dass nach „Schema F" vorgegangen wird und die Kompetenzen der Mutter dadurch nicht berücksichtigt wurden. Auch Aspekte des Entlassungsmanagements wurden sehr kritisch gesehen. Mutter V kritisiert zwei Punkte:

> [...] Gefühlt ist jeder zweite Satz der „plötzliche Kindstod". Und das fand ich psychosozial so ein bisschen schwierig, obwohl ich jetzt eigentlich kein ängstlicher Typ bin und emotional relativ stark, würde ich jetzt mal behaupten. Aber selbst bei mir hat das Ängste geschürt. (Mutter V, Zeilen 394–398)

Insgesamt ist Mutter V mit dem Übergang von der Klinik nach Hause nicht zufrieden:

> [...] Tatsächlich fand ich des Entlass-Management so ein bisschen schwierig [...] also ich hätte mir mehr Infos gewünscht für Daheim, also vielleicht Mal auch ein ruhiges Gespräch, nicht in meinem Zimmer, wo die Kinder sind, sondern in einem Büro, wo man sagt: „So pass auf, das und das musst du noch beachten", [...] weil das dann doch alles relativ schnell ging. Also erst war es so: „Wir entlassen, nein Sie müssen nochmal zwei Tage bleiben, wir entlassen, nein, Sie müssen doch nochmal drei Tage bleiben" und dann war des so ein (schnipst) jetzt! (Mutter V, Zeilen 516–529)

Aus dieser einzelnen Schilderung kann man ablesen, dass es einen ruhigen Raum benötigt, in dem man ohne die Frühgeborenen die Entlassung mit den Eltern in aller Ausführlichkeit besprechen kann. Das Thema „plötzlicher Kindstod" sollte der Gefahr angemessen den Eltern ins Bewusstsein gerufen werden, ohne zu große Ängste zu schüren.

9 Corona-Beschränkungen nach der Klinikzeit

Eine Familie hatte die Frühgeburt bereits im Jahr 2019 und dadurch traf die Corona-Zeit sie während der Nachsorge.

> [...] Und von daher haben die praktisch alles eingestellt. [...] weder die Physiotherapeutin, die einmal in der Woche kam, die kam auch nicht mehr und die von (Institution, M. G.-L.) zur Betreuung, die kam auch nicht mehr. Wir hätten telefonieren können, aber mei, das war jetzt nicht nötig [...] Corona hat schon Einschnitte gebracht. (Mutter S, Zeilen 103 – 110)

Schwierig war für Mutter S besonders, dass sie – obwohl sie eine Bewilligung der Finanzierung hatte – wegen Corona keine Haushaltshilfe finden konnte. So hatte sie mit Zwillingen, die medizinisch versorgt werden müssen, keinerlei Unterstützung. Ein Junge benötigte täglich Medikamente, die steril angerührt werden mussten. Doch in Zeiten von Corona gab es kaum die Möglichkeit, Desinfektionsmittel zu erhalten. Sie wünschte sich jemanden, der für sie kocht und Spaziergänge übernehmen könnte und ihr so den Alltag erleichtern würde, der durch die medizinische Versorgung des einen Zwillingsjungen stark belastet ist.

10 Akzeptanz der Maßnahmen zur Eindämmung der Pandemie

Die meisten der strengen Hygienemaßnahmen, die direkt die Frühgeborenen betrafen, wurden von den Eltern nicht nur akzeptiert, sondern in einigen Fällen sogar sehr begrüßt.

> [...] Nein, also im Krankenhaus gar nicht, im Gegenteil. Ich war sogar, hab mir gedacht, dass wegen Corona jetzt die Hygienestandards nochmal so stark erhöht werden, dass die sonstig alltäglichen Gefahren, die Krankenhauskeime und dergleichen, dass sich da das Risiko reduziert. Also ich habe es eher positiv aufgenommen und im Krankenhausumfeld hatte ich da jetzt keine Sorgen. (Vater P, Zeilen 232 – 236)

Auch die Mutter, die ein Kind verloren hat, beschreibt die Situation wegen Corona im Krankenhaus folgendermaßen:

> [...] Im Krankenhaus habe ich mich so mit der Kleinen eigentlich sicher gefühlt, weil wir, ich sag immer so schön, wir waren in so einer Blase drin, weil das ist ja eben, dadurch, dass keiner mehr reinkonnte und nur noch die Mamas und Schwestern und Ärzte und so mit Mundschutz und Desinfektion und alles, habe ich mich da recht sicher gefühlt, muss ich sagen. Also ich habe auch mit den Oberärzten gesprochen, wie denn Corona auf Frühchen, oder auf ganz speziell auf die Romy wirken könnte [...] und somit war ich da eigentlich sehr beruhigt, muss ich sagen [...] und somit habe ich dann eigentlich schon zumindest in dem Punkt ruhig schlafen können. (Mutter R, Zeilen 242–251).

Das Besuchsverbot von anderen Personen, außer den Eltern, wurde teilweise als Entlastung empfunden:

> [...] aber als Tristan dann da war, muss ich sagen, (war uns, M. G.-L.) das eigentlich in dem Sinne sogar recht, weil es einfach [...] Ruhe reingebracht hat [...] tatsächlich. [...] Und man auch gar nicht die Bredouille hatte, dass man manchen hätte sagen müssen: nee bei denen wird's mir jetzt zu viel und bei denen nicht, sondern es durfte halt einfach gar keiner kommen. (Mutter T, Zeilen 29–34)

Durch die Corona Maßnahmen waren viele Väter im Homeoffice oder ganz zu Hause ohne Tätigkeit. Das wurde von den Müttern als positiv gesehen, da diese Väter, wenn es keine finanziellen Probleme gab, sich intensiv um die Frühgeborenen kümmern und die Frauen entlasten und unterstützen konnten.

> [...] Ja, das ist eigentlich was Gutes von Corona. Weil beide sowieso zu Hause sind und wir können uns um die Babys kümmern. Und wenn ich allein wäre, dann oder wenn er allein wäre, ich glaube, das ist nicht zu schaffen. (Mutter N, Zeilen 106–108)

11 Fazit

Man muss hervorheben, dass die Pandemie und der daraus folgende erste Lockdown für alle eine komplett neue Situation gewesen ist. Das Klinikpersonal war durch die Regelungen zur Eindämmung der Corona-Pandemie in ihren Handlungen eingeschränkt. Die Interviews erfassen nur die Sichtweise der Eltern. Auch das Pflegepersonal und die Ärztinnen und Ärzte waren von der Umsetzung der Maßnahmen betroffen. Es wird in den Interviews deutlich, dass alle versucht haben, im Rahmen der vorgegebenen Regelungen die Eltern trotzdem bestmöglichst zu unterstützen.

Einige Eltern schildern Begebenheiten, in denen auf sie individuell vom Klinikpersonal eingegangen wurde und bringen ihre Wertschätzung dafür zum Ausdruck. Andere Eltern hätten gern mehr Verständnis für ihre (oft coronabedingt schwierige) Situation gehabt. Sie wünschen sich ein sensibleres Vorgehen. Manche Eltern fühlen sich überfordert, wenn sie die Frühgeborenen pflegen sollen. Wie in den Kapiteln zu den Pflegekonzepten NIDCAP® und FINE dargestellt, ist es von besonderer Wichtigkeit, dass Eltern frühzeitig in die Pflege miteingebunden werden und als erste Bezugspersonen für das frühgeborene Kind da sind. Aus den Ergebnissen lässt sich erkennen, dass es für viele Eltern[15] sehr hilfreich und heilsam ist, jederzeit beim eigenen Kind sein zu dürfen.[16] So haben sie die Möglichkeit, gut in die Elternrolle zu kommen, können eine Bindung zum Kind aufbauen und diesem beistehen. Gleichzeitig wird von einigen Eltern beschrieben, dass sie es als Druck empfinden, die eigenen Kinder selbst versorgen und stets da sein zu müssen.

In der Fragebogenaktion[17] gaben manche Eltern an, dass vorgegebene Zeiten, in denen man sein Kind besuchen kann, auch eine Erleichterung sein können. Es ist sozusagen die offizielle Legitimation, sich zu Hause eine Auszeit nehmen zu dürfen und sich von der Geburt oder anderen Belastungen erholen zu können. So wichtig der Einbezug der Eltern für das frühgeborene Kind ist, so muss man auch die Belastungen der Mutter und des Vaters sehen. Sie benötigen Zeit, die teils traumatischen Erfahrungen zu verarbeiten.

Durch die Versorgung des/der Frühgeborenen entsteht so eine Konkurrenz der unterschiedlichen Bedürfnisse: einerseits die Sehnsucht, stets beim Kind zu sein und andererseits der Wunsch nach der gemeinsamen Aufarbeitung des Erlebten mit dem Partner.

Da jede Klinik unterschiedliche Strukturen, Konzepte und Stationen hat,[18] wäre es sinnvoll, hier auf die individuellen Bedürfnisse der Eltern einzugehen. Mehr freie Zeit gepaart mit einem Gesprächsangebot (Therapieangebot) kann für manche Eltern in dieser Situation weichenstellend für die Zukunft als Familie sein. Gerade auch unter dem Aspekt, dass später oftmals die Ressourcen knapp sind, wie Zeit oder der niedrigschwellige Zugriff auf Psycholog(inn)en oder Sozialpädagog(inn)en.

Wenn man das Bedürfnis der Eltern nach etwas mehr Freiraum im Blick hat, darf gleichzeitig die Angst vor dem Umgang mit dem Kind nicht übersehen werden. Hier muss das Fachpersonal abwägen: Ist eine frühzeitige Versorgung durch die Eltern notwendig, um die Ängste der Eltern abzubauen, oder benötigen sie Verständnis, damit dies zu einem etwas späteren Zeitpunkt erreicht werden kann?

Positive Effekte der Corona-Krise zeigten sich für einige Eltern in den speziellen Hygienestandards, die ihnen Schutz und Sicherheit für die Frühgeborenen vermittelten. Auch das Besuchsverbot wurde nicht nur als Belastung, sondern auch als Ruhefaktor für die Frühgeborenen und ihre Eltern wahrgenommen. Die coronabedingte Anwesenheit der Väter zu Hause wurde als Unterstützung wertgeschätzt. Trotz dieser positiven Seiten sind in den Interviews deutlich die starken und teilweise auch extremen Belastungen durch die Maßnahmen zur Eindämmung der Corona-Pandemie zu erkennen.

---

15 Diese Passage entstand unter Mitarbeit von Sonja Becker.
16 In der Kinderklinik Dritter Orden München ist es den Mitarbeitenden ein großes Anliegen, die entwicklungsfördernde Pflege nach den Grundsätzen des FINE-Konzeptes anzuwenden und ihre Umsetzung engagiert weiterzuentwickeln.
17 Vgl. Forschungsergebnisse zu Belastungen und Unterstützung von Frühgeborenen-Eltern in der Klinik vor der Corona-Pandemie von Michaela Gross-Letzelter.
18 Diese Passage entstand unter Mitarbeit von Sonja Becker.

So verstärken diese Regelungen die Nöte, die sich durch eine Frühgeburt ergeben: **Corona als Verstärker!**

Vor allem unter dem Besuchsverbot haben die Mütter, aber auch die Väter gelitten. Im Herbst 2020 hatte man konkretere Erkenntnisse über die Ansteckungsformen von COVID-19. So wurde bereits im Oktober 2020[19] in den neuen strengeren Hygiene-Bestimmungen des Klinikums Dritter Orden München modifiziert und verändert: Die Partner von Schwangeren und Wöchnerinnen dürfen diese im Kreißsaal und auf Station wieder begleiten. Nach Informationen, die dem Bundesverband „Das frühgeborene Kind" zum März 2021 vorlagen,[20] wurde dies aber deutschlandweit bis dato nicht überall so familienfreundlich gehandhabt. So gehen das Klinikum Dritter Orden München ebenso wie das LMU Klinikum München, Campus Großhadern und Innenstadt[21] hier mit gutem Beispiel voran.

Aus diesem Grund richten sich folgende Anregungen an Kliniken, die immer noch zur Eindämmung der Pandemie Besuchsverbote für Väter aufrechterhalten:

Falls das Besuchsverbot doch durchgehend eingeführt werden muss oder eine Klinik sich dazu entscheidet, sollte versucht werden, die Isolation, die die existentiellen Ängste bei einer Frühgeburt verstärkt, mit dem Klinikpersonal abzumildern. Vielleicht ist es möglich, die psychosoziale Versorgung auf diese Bereiche (Kreißsaal, Geburt, Verzögerung einer Frühgeburt) in Zeiten einer Pandemie auszudehnen und durch geeignete Hygienemaßnahmen wenigstens den persönlichen Besuch von Fachpersonal bei den Müttern zu ermöglichen. Idealerweise sollte bei erneuten Maßnahmen zur Eindämmung einer Pandemie solange wie möglich ein Besuchsverbot für die Partner als wichtigste Ressource für die Frauen verhindert werden. Insbesondere bei der Geburt – oder dem Verzögern einer Frühgeburt – sollten die Väter im Kreißsaal die ganze Zeit dabei sein dürfen.

---

19 Zusätzliche Informationen aus dem Klinikum Dritter Orden München.

20 Zusätzliche Informationen vom Bundesverband „Das frühgeborene Kind" e. V.

21 Im Perinatalzentrum des LMU Klinikums, Campus Großhadern und Innenstadt waren die Besuchszeiten und Optionen (bis auf ein paar Tage zu Beginn des ersten Lockdowns) für Eltern nicht grundsätzlich eingeschränkt. Es durften und dürfen allerdings nur Mutter und Vater (oder eine andere Bezugsperson) zu Besuch kommen. Bei der Entbindung sind die Partner dabei, müssen aber ebenso wie die Mütter einen PCR-Test machen, der dann nach wenigen Stunden vorliegt. Bei positiver Amnamese COVID-19-Kontakt oder -Symptomen geht das nicht. Für den Vater ist der Besuch auf der neonatologischen Station dann erst möglich, wenn ein negatives Testergebnis vorliegt. Anderen Verwandten/Geschwistern ist ein Besuch nicht erlaubt, außer in Fällen von palliativer Betreuung. Eine weitere Veränderung während der Maßnahmen zur Eindämmung der Corona-Pandemie war, dass jeweils nur eine Person pro Kind, d. h. beide Eltern nicht gemeinsam zu einem Einling (aber beide einzeln) gehen durften. Bei Mehrlingen dürfen beide jeweils zu einem Kind. Die seelsorgerische, psychologische und sozialpädagogische Betreuung im persönlichen Kontakt war offiziell nie eingeschränkt, Termine wurden allerdings ggf. (insbesondere zu Beginn des ersten Lockdowns) auch telefonisch/telemedizinisch gehalten. Darüber hinaus wurde den Eltern und Angehörigen der „Besuch" des Kindes über eine Webcam ermöglicht. Zusätzliche Informationen des LMU Klinikums München, Campus Großhadern.

Michaela Gross-Letzelter

Homeschooling und Homeoffice – Frühgeborene als Teenager mit ihren Familien in der Corona-Pandemie

Die Interviews der Panelstudie[1] wurden von April bis Juni 2020 weitergeführt.. Die im folgenden Beitrag dargestellten Ergebnisse umfassen alle drei Interviewerhebungen aus den Jahren 2009, 2015 und 2020. Zwei der sieben Familien waren nur bei der ersten und der neuesten Erhebung dabei. Anhand der Fallporträts[2] lassen sich die Beteiligungen ablesen.

In der Vorbereitung der Erhebungsphase 2020 wurde ein Leitfaden erstellt, der sich an Familien richtete, deren Kinder sich nun in der Pubertät befinden. Die Pubertät ist zumeist der Beginn des neuen Lebensabschnitts Jugend (Hurrelmann/Bauer 2020). Zum einen gibt es die biologischen Veränderungen. Es „ […] kommt mit dem Einsetzen der Pubertät zu großen anatomischen, physiologischen und psychologischen Veränderungen" (Asendorpf 2018: 17). Auf die Jugendlichen kommen Entwicklungsaufgaben zu, und es werden strukturelle wie individuelle Anforderungen an sie gestellt. „Jugendliche können Freundschafts-, Partnerschafts- und Liebesbeziehungen weitgehend frei gestalten und in diesem Bereich ein Leben mit relativ hohen, dem Erwachsenenstatus ähnlichen Graden von Selbstständigkeit entfalten." (Hurrelmann/Bauer 2020: 133) Jugendliche müssen sich von ihrem Elternhaus ablösen. „Die Umgestaltung der Beziehung zu den Eltern (nimmt, M. G.-L.) im Verlauf des Jugendalters eine zentrale Stellung ein." (Walper/Gniewosz 2018:72)

Jugendliche müssen Identitätsarbeit leisten, „sie müssen Erfahrungsfragmente in einen für sie sinnhaften Zusammenhang bringen." (Keupp 2014: 179) Keupp (1988: 425) hat in diesem Zusammenhang den Begriff der „Patchwork-Identität" geprägt.

Schierbaum (2018: 17) spricht von „Jugend als biografisches Projekt". „Bei aller Vielfalt von Lebensentwürfen erarbeiten sich Jugendliche Handlungsfähigkeiten und entfalten in ihrer alltäglichen Lebensführung eine spezifische Art und Weise des Handelns zur Gestaltung eines Lebensplans." (Schierbaum 2018: 17)

Das Jahr 2020 stellt die Jugendlichen nun vor die Aufgabe, ihre Handlungsfähigkeiten, die schrittweise Ablösung vom Elternhaus im Rahmen der Maßnahmen der Corona-Pandemie zu leisten. Die Inhalte der Befragung der Eltern mussten deswegen angepasst werden. Die Fragen im Interview gingen vermehrt um diese veränderten Rahmenbedingungen, wie Familien z. B. mit Homeschooling und Homeoffice zurechtkamen. Das Erleben der Pubertät muss in dem Gesamtkontext betrachtet werden und nahm somit nicht den zuvor geplanten zentralen Raum ein.

---

1 Vgl. Anmerkungen der Autorin zum methodischen Vorgehen.
2 Vgl. Teil 3: Fallporträts von den befragten Familien der Panelstudie von 2009 bis 2020.

https://doi.org/10.1515/9783110735857-015

1 Homeschooling und Homeoffice

Alle befragten Familien[3] leben in privilegierten häuslichen Rahmenbedingungen. Jedes Kind hat beispielsweise ein eigenes Zimmer.

> [...] Also wir haben keine beengten Wohnverhältnisse, wir haben viel Platz, das muss man dazu sagen. Und wir haben auch die Möglichkeiten, Dinge möglich zu machen. (Mutter F, Zeilen 27–31)[4]

Es gibt entweder einen Garten oder das Umfeld ist so, dass die Jugendlichen sich frei bewegen können. Die Zwillinge Eric und Elias nutzen das Fahrrad, um rauszukommen. Andere spielen im Garten Fußball oder können anderen Sportarten nachgehen. Oder sie haben wie Johanna Tiere, mit denen sie sich beschäftigen können.

Die technische Ausstattung für das Homeschooling musste in einzelnen Familien erst angeschafft werden. Nach ein paar Wochen Homeschooling sind alle Familien inzwischen technisch gut ausgestattet. Bei Familie J hat Johanna den einzigen Laptop, der nur aufgrund des Homeschoolings gekauft wurde. In den anderen Familien, wie bei Gina, erleichtern Arbeitslaptops der Eltern die Aufteilung, da es nur einen gemeinschaftlichen Familien-Laptop gibt. Es sind die Eltern, die für das Homeoffice ihren Arbeitsbereich finden müssen:

> [...] Das wäre jetzt tatsächlich ein Problem gewesen, weil die Gina auch ständig (einen Laptop, M. G.-L.) braucht für die Schule, weil das alles da online auch zu bearbeiten ist. Und deswegen wechsel ich dann, [...] jeden Tag [...] die Videokonferenz um neun, die habe ich dann entweder bei der Gemma im Zimmer gemacht oder im Wohnzimmer, weil die dann noch geschlafen haben oder so. Und das ging aber ganz gut. [...] Also, wenn ich telefonieren muss, gehe ich halt irgendwo hin oder ich geh dann mal raus zum Telefonieren [...] also es hat dann schon ganz gut funktioniert. [...] Und ähm man muss auch hoffen, dass des WLAN immer stabil ist, ja. (Mutter G, Zeilen 1032–1045)

Während die Kinder alle durch ihre eigenen Zimmer über gute Arbeitsbedingungen verfügen, haben manche Eltern zuvor kein eigenes Büro gehabt. Nicht nur Frau G muss sich einen günstigen Platz im Haus suchen. Auch Vater G, der am längsten durchgehend im Homeoffice ist, musste sich erst Raum schaffen.

> [...] Also wir haben jetzt, das ist so eher das größere Problem, dass wir jetzt nicht ein eigenes Büro haben. [...] Wir schlafen ja unterm Dach, und da ist halt noch so eine Ecke vor dem Bücherregal. Da haben wir jetzt halt einen Schreibtisch hingestellt. Das war dann erstmal eine alte Platte aus dem Keller, da haben wir die Füße wieder dran geschraubt. Das [...] war nicht optimal. Da habe ich schon gedacht, er kriegt da einen Bandscheibenvorfall im Nacken. (lacht) [...] Aber ist natürlich jetzt blöd, unterm Dach da zu sitzen im Schlafzimmer. Auf Dauer müsste man sich dann natürlich

---

3 Die Auswertung der Interviews erfolgte unter Mitarbeit von Sonja Scharpf und Franziska Baur.
4 Die Zeilenangaben beziehen sich auf die unveröffentlichten transkribierten Interviews, die von Michaela Gross-Letzelter 2020 durchgeführt wurden.

auch was anderes überlegen. Aber ich habe schon gehört, das ist bei uns noch gut, weil von Bekannten, da sitzt der Mann auch unterm Dach im Schlafzimmer. Aber der hat nur eine Bierbank und einen Biertisch. (lacht) (Mutter G, Zeilen 1004–1019)

Die Eltern improvisieren und versuchen, Arbeitsplätze für alle zu schaffen. Auch der Tagesrhythmus der Familie ändert sich deutlich. Jetzt sind alle zum Essen zu Hause, keiner isst mehr in der Kantine. Es muss ein Wochenplan gemacht und auch unter der Woche Mittag warmes Essen gekocht werden.

In Familie K sind alle drei Kinder im Homeschooling. Mutter K ist Lehrerin und in der Notbetreuung. Zugleich muss sie das Homeschooling für ihre eigene Klasse organisieren. Vater K hat sich beruflich verändert und hat nun einen neuen Tätigkeitsbereich. Er arbeitet teilweise im Homeoffice und teilweise im Büro. Alle drei Kinder kommen gut mit dem Homeschooling zurecht.

> [...] Ja, auf jeden Fall. Und die kriegen auch von der Schule jeden Montag richtig kräftig Arbeitsaufträge, die sie sehr zuverlässig machen und insofern ist das, also was die Kinder und die Schule betrifft, für uns überhaupt kein Problem. (Vater K, Zeilen 38–41)

Wenn in den anderen Familien Kinder nicht eigenständig das Homeschooling leisten können, dann teilen sich die Eltern je nach Arbeitslage die Betreuung auf. Bei Familie E arbeitet der Vater zu Hause und ist während des Homeschoolings für Fragen der Zwillinge erreichbar. Er ist Künstler, Musiker und kann momentan durch Corona keine Konzerte geben. So hat er den Schwerpunkt seiner beruflichen Tätigkeit verändert.

> [...] Ich habe ja schon immer drei Standbeine gehabt und jetzt sind halt die anderen beiden Standbeine gefragt. Jetzt bin ich tagsüber am Schreiben oder in der Werkstatt. Und ich habe mir das jetzt so eingerichtet, dass ich die Texte, also das sind journalistische Texte, dass ich die auf vormittags lege. [...] und Laptop sei Dank und WLAN in einem Zimmer mache, das direkt gegenüber [...] von den Zimmern von den beiden liegt. Sodass sie dann auch jeweils direkt kommen können, wenn sie irgendwelche Fragen haben. Und dass dafür nicht die Hemmschwelle haben, erstmal im Haus rumlaufen zu müssen und schauen, wo wir sind. (Vater E, Zeilen 268–277)

Auch bei Familie J ist der Vater für das Homeschooling von Johanna zuständig. Frau J hat einen eigenen Betrieb und die Rollenaufteilung war von Anfang an so, dass der Vater die Betreuung von Johanna übernommen hat.

In Familie H teilen sich die Eltern die Aufgaben und es ist immer jemand zu Hause. Bei Hannes beschäftigt sich vor allem die Mutter mit den schulischen Anforderungen.

> [...] Ich mach mit meinem jüngeren Sohn dieses Homeschooling, womit wir sehr beschäftigt sind. (Mutter H, Zeilen 760 f.)

Wenn Kinder schon vor Corona Schwierigkeiten mit der Konzentration und dem ausdauernden Sitzen hatten, zeigt sich dies genauso zu Hause mit den Arbeiten für die Schule.

> [...] (Hannes, M G.-L.) ist jetzt schon ein Kind, das sich jetzt nicht lange so stillhalten kann, also die Lehrerin sagt auch, es ist jetzt sicher besser geworden, aber er war auch schon sehr unruhig und sehr so Zappelphillip-mäßig in der Schule, also er brauchte einfach zwischendurch Bewegung. [...] vor allem bei Sachen, die ihn nicht ganz so ansprechen, kann er das schwer dann so sich still halten oder sich konzentrieren auf was. Es gibt aber auch Dinge, wo er sich wirklich sehr, sehr lange still halten kann, wenn ihn was total interessiert oder total fesselt, dann kann er das [...] aber dann gibt's wieder in der Schule [...] Sachen, wo die Lehrerin gesagt hat (seufzt), der kann sich überhaupt nicht still halten. (Mutter H, Zeilen 122–139)

Auch Felix hat Probleme, sich lange zu konzentrieren. Dies sind Folgen einer auditiven Wahrnehmungsstörung und zudem von ADHS. Auch hier ist es die Mutter, die sich um das Homeschooling kümmert. Felix war schon immer auf feste Strukturen angewiesen. So benötigt er auch zu Zeiten des Homeschoolings eine feste Tagesstruktur. Seine Mutter hat ihn morgens geweckt und auf den normalen Schulrhythmus geachtet, mit Schultagen unter der Woche und freiem Wochenende.

Gina hat zu Beginn das Homeschooling als Ferien aufgefasst. Nach diesen Anfangsschwierigkeiten, in denen die Lehrer(innen) nicht genügend erreichbar waren, hat es sich nun eingespielt. Gina sitzt jeden Tag nach Stundenplan im Homeschooling.

Auch Familie I hat einen neuen Alltag. Alle sind zu Hause und gehen ihren jeweiligen Arbeiten nach.

> [...] Vater I: Ja zu Beginn war da bissl eine Gewöhnungssache, aber das sage ich jetzt mal so, so circa nach einer Woche, eineinhalb Wochen hat sich das ein bissl eingespielt. Ich war dann auch zu Hause im Homeoffice, meine Frau war auch zu Hause, also waren wir alle zu Hause und bis sich das jetzt eingespielt hat, dass jeder seinen Raum sucht, wo er dann seine Hausaufgabe oder lernen kann, arbeiten kann. Ja, aber mittlerweile hat sich das eingespielt, ja.
> [...] Mutter I: [...] das ist echt [...] gut organisiert, also das läuft echt, [...] wir haben natürlich auch geschaut, dass man einen Rhythmus hat. [...] Nach dem Frühstück geht jeder in sein Zimmer und macht seine Sachen und [...]
> [...] Vater I: mittags trifft man sich wieder. (Eltern I, Zeilen 303–314)

Inzwischen kann Mutter I wieder stundenweise ihrer Tätigkeit nachgehen. Vater I ist in Kurzarbeit und teilweise im Homeoffice. Er hat keine Angst um seinen Arbeitsplatz und denkt, dass in seinem Bereich die Wirtschaft wieder anziehen wird.

Auch Frau E geht wieder tageweise in die Arbeit. Sie hatte zu Beginn Schwierigkeiten mit dem Homeoffice.

> [...] Ich hab am Anfang Probleme gehabt, im Homeoffice zu arbeiten, weil ich mir immer gedacht habe, ich will hier mich entspannen und des machen, was ich machen will und nicht arbeiten. Und ich bin jetzt seit dieser Woche wieder im Büro. Wir sind ganz wenige, und das ist jetzt auch okay, und es geht mir einfach besser, woanders hinzugehen, um zu arbeiten. (Mutter E, Zeilen 318–323

Frau E möchte privates Leben und Beruf trennen. Außerdem kann sie als Naturwissenschaftlerin besser vor Ort arbeiten und genießt es, wieder regelmäßig außer Haus zu sein.

2 Freundschaften und Hobbies zu Corona-Zeiten

Auch die Jugendlichen leiden darunter, dass sie ständig zu Hause sind und ihre Freundinnen und Freunde nicht sehen können. Je nach Typ gehen sie unterschiedlich damit um. Auch bei Zwillingen kann es sehr verschiedene Reaktionen geben. Konstanze ist beispielsweise kontaktfreudiger als Kornelia, die sensibler auf ihre Umwelt reagiert. Kornelia ist auch diejenige, auf die sich die Kontaktbeschränkungen belastender auswirken. Konstanze versucht über die sozialen Medien, die Freundschaften aufrecht zu erhalten.

> [...] Konstanze braucht so wirklich den, den Kontakt zu Menschen, ist sehr offen an sich, sehr freundlich, unglaublich hilfsbereit. So dieser, ja irgendwo so ein bisschen vielleicht der Typ, mit dem man Pferde stehlen kann, würde ich sagen. (Mutter K, Zeilen 338–342)

Obwohl sie als diejenige beschrieben wird, die den Kontakt zu ihren Freundinnen benötigt, kommt sie mit der Situation gut zurecht. Sie chattet viel und benutzt Videotelefonie. Kornelia dagegen hatte einen „Lagerkoller" (Mutter K, Zeile 351) mit Tränen und war verzweifelt über die Kontaktbeschränkungen. Sie macht nun wieder mehr mit ihrer Zwillingsschwester und ihrem Bruder, und die pubertären Konflikte zwischen den Mädchen sind geringer geworden.

Auch den Zwillingen Ingo und Ian fehlen die sozialen Kontakte. Sie leben ländlich und sind in vielen Vereinen. Insbesondere das Fußballspielen geht ihnen ab. Zudem haben sie eine große Familie, die sie momentan ebenso wenig sehen können. Sie haben durch die verschiedenen Schulen zwar unterschiedliche Schulfreunde, aber im Dorf den gleichen Freundeskreis, mit dem sie sich ebenfalls nicht treffen können.

Eric und Elias gehen erstmals in der Realschule in eine gemeinsame Klasse. Sie haben beide wenig Außenkontakte und wenig Freunde. Das beunruhigt die Mutter. Der Vater meint, dass die beiden schüchtern sind und sich nicht viel trauen. Sie vermissen aber die Schule.

> [...] Also ihnen fehlt der Kontakt in der Schule und [...] es kamen schon so Sprüche: Lieber steh ich um sechs Uhr auf und geh in die Schule, als nur zu Hause zu sein! Aber es ist jetzt nicht so der große Bedarf da, sich mit anderen zu treffen [...] Am Montag (lacht) sind sie mit dem Radl zur Schule gefahren und haben sich die Schule von außen angeschaut. (Vater E, Zeilen 287–296)

Auch Hannes hat sich anfangs in der Schule mit Freundschaften eher schwergetan. Doch seit der 5. Klasse hat er nun einen festen Freundeskreis. Da sie vier Geschwisterkinder zu Hause sind und er in der Nachbarschaft Freundschaften hat, kann es sein, dass er deswegen in der Schule nicht auf der Suche nach Freunden war.

Johanna hat erst vor wenigen Wochen von der Realschule auf die Mittelschule gewechselt. Durch Corona und Homeschooling gab es kaum Möglichkeiten, die neuen Mitschüler(innen) kennenzulernen. Auch alte Freundschaften sind durch Corona eingeschränkt.

Felix geht in eine Schule, die Kinder mit seinen Einschränkungen fördert. Durch das große Einzugsgebiet wohnen die Kinder allerdings weit auseinander. Er hat aber in der Nachbarschaft langjährige Freunde.

Wegen Corona gibt es auch für Gina wenig Kontaktmöglichkeiten in der neuen Klasse. Durch die Schwerpunktwahl haben sich die Klassen neu zusammengefunden. Es sind nur wenige Freundinnen mitgekommen. Gina wird als kontaktfreudig beschrieben, die mit der Situation zurechtkommt.

Nicht nur auf die Freundschaften, sondern auch auf die Ausübung von Hobbies und Interessen hat Corona Einfluss. Bis auf Felix und Johanna spielen alle Jugendlichen mindestens ein Instrument, teilweise auf hohem Niveau. Einige sind auch Mitglied im (Schul)Orchester. Das Spektrum umfasst Klavier, Cello, Fagott, Orgel, Trompete, Baritonhorn, Tenorhorn und Querflöte. Einige singen auch im Chor. Bei Kornelia gehen die Zukunftspläne in Richtung eines Musikstudiums. Weil aufgrund von Corona nicht im Orchester gespielt werden kann und auch Auftritte wegfallen, leiden die Jugendlichen darunter. Einige Eltern spielen ebenfalls Instrumente.

> [...] Alle Kinder spielen Instrumente, und wir legen da auch viel Wert drauf, weil wir selber auch Instrumente spielen. (Mutter H, Zeilen 155 f.)

Vater E, der professioneller Musiker ist und selbst Instrumente baut, hat auf die Auswahl der Instrumente seiner Söhne keinen Einfluss genommen. Die Zwillinge spielen nun anders als der Vater nicht Gitarre.

In manchen Familien wird gemeinsam musiziert.

> [...] Ja, so kleine Lieder schaffen wir zusammen. Also [...] die Streicher und das Fagott, da gibt's natürlich immer mehr Noten. Die können besser zusammenspielen. Also machen wir eigentlich schon öfter. Also gerade so die Gina, die liebt auch so Filmmusik und sowas und da gibt's ja immer so schöne Ensembles, die man [...] so kaufen kann für Streicher und Fagott oder so. Und da spielen wir dann öfter was zusammen. Da ist auch ein Klavier meistens auch dabei. (Mutter G, Zeilen 339–345)

Musik spielt bei diesen Jugendlichen eine wichtige Rolle im Leben. Aber auch sportliche Aktivitäten sind bei vielen Jugendlichen ein Teil des Lebens. Manche Einzelsportarten wie Radfahren und Skateboardfahren sind trotz Corona-Beschränkungen möglich, andere – insbesondere Vereinssportarten wie Fußball – fallen komplett weg.

> [...] Den (Judoverein, M. G.-L.) macht (Konstanze, M.G.-L.) immer noch weiter, sie hat [...] in diesem Jahr das Rudern noch so ein bisschen für sich entdeckt, was ihr wahnsinnig Spaß macht, was sie eigentlich vor hatte, weiter zu machen. Rudern ist natürlich im Moment auch nicht, genau so wie Judo – ist alles Corona zum Opfer gefallen. (Mutter K, Zeilen 285–289)

Alle Vereinsaktivitäten sind gestrichen.

Auch Johanna ist künstlerisch tätig. Als großes Hobby hat sie das Theaterspielen für sich entdeckt. Sie ist die einzige, die immer alle Rollen im Stück beherrscht. Sie hat

Auftritte und Erfolg beim Spielen. Auch das Proben oder die Aufführungen sind momentan nicht möglich.

3 Ängste in der Corona-Zeit

Die Familien machen sich wegen ihrer ehemaligen Frühgeborenen eigentlich keine besonderen Gedanken hinsichtlich Corona. Sie halten sich an die Regeln und Bestimmungen und sehen die Kinder nicht als besonders gefährdet an.

> [...] Und sie (die Kinder, M. G.-L.) sind ja eigentlich in dem Sinn keine Risikogruppe, weil man sagt ja, dass Kinder das noch mit am leichtesten wegstecken. Und nachdem sie ja so wirklich körperlich gar nichts haben, sehe ich jetzt auch nicht, warum eine ehemalige Frühgeburt irgendwelche Risikofaktoren verstecken sollte, wenn sich's um völlig normal entwickelte ja fast Teenager handelt. (Mutter K, Zeilen 602–607)

Es wird im Gegenteil bei zwei Familien besonders hervorgehoben, wie gesundheitlich robust und stabil die Zwillinge sind. Sowohl Eric und Elias wie auch Ingo und Ian fehlen wegen Krankheit praktisch nie in der Schule.

Die Mutter von Felix beschreibt, dass er auch nach diesen vielen Jahren immer wieder an Atemwegserkrankungen leidet und dann mit einem „Vernebler" (Mutter F, Zeile 675) unterstützt werden muss, damit aus dem Husten nichts Schlimmeres wird. Gerade im letzten Winter ist Felix schwer erkrankt. Mutter F weiß nicht, was es genau gewesen ist.

> [...] Heuer im Winter hat ihn was erwischt, wo wir nicht genau wissen. Wir vermuten, es war eine echte Grippe. Da hat er richtig, also da hat's ihn richtig heftig erwischt. Der war zwei Wochen zu Hause. (holt Luft) [...] War das der Virus? War das die Kombination? [...] das war heftig, aber vielleicht war es auch Corona, ich weiß es nicht. (lacht leicht) Ja, wir wissen es nicht, wir sind nicht erkrankt, also gehe ich davon aus, dass es was anderes war. (Mutter F, Zeilen 690–710)

Felix hatte nach der Frühgeburt Komplikationen mit der Lunge. Von Mutter F wird Felix auf die Einhaltung der Regeln während der Corona-Pandemie angehalten, auch zum Schutz der Großeltern.

Auch die anderen Familien machen sich Sorgen um die ältere Generation. Wie es den Großeltern ergeht, zu denen sie kaum oder keinen Kontakt haben dürfen.

Es gibt zwei Familien, in denen Geschwisterkinder der Frühgeborenen chronisch erkrankt sind. Bei Gina ist es die ältere Schwester Gemma, die seit ihrer Kindheit unter Diabetes Typ 1 leidet. Bei Hannes ist es der älteste Bruder Hendrik, der mit einer Herzerkrankung zur Welt kam. Die Mütter machen sich um ihre chronisch kranken Kinder, die beide schon erwachsen sind, Sorgen. Mutter G ist froh, dass Gemma nun die Pubertät hinter sich hat und sie ernst und vernünftig miteinander reden können.

> [...] Und ich glaub, das ist ihr jetzt klar geworden, dass sie da einfach noch vorsichtiger sein muss. Beziehungsweise, wenn halt mal was ist, dass wirklich alle Bescheid wissen müssen. Das ist,

> glaube ich, das Wichtigste und das hat sie verinnerlicht und das macht's mir dann auch leichter da ein bisschen, [...] dann nicht ständig diese Angst zu haben. [...] Ich habe auch jetzt in der Quarantäne [...] gesagt. So weißt du, ich mein ist ja schön, wenn du hier rumsitzt, aber du musst auch mehr Sport machen zum Beispiel. [...] Ausdauersport ist halt für einen Diabetiker einfach (atmet aus) unglaublich wichtig. Weil da sind die Werte einfach dreimal so gut. [...] jetzt habe ich sie auch dazu gebracht, dass sie mit mir laufen geht. Und macht das jetzt dreimal die Woche schon seit die Quarantäne angefangen hat oder der Shutdown. (Mutter G, Zeilen 645–672)

Mutter G denkt, dass Gemma als Diabetikerin Typ 1 nicht unbedingt zur Risikogruppe bei COVID-19 gehört. Typ 2 wird immer wieder aufgeführt, aber da gehören ihrer Ansicht auch mehrere Faktoren dazu, die dann das Risiko ausmachen. Trotzdem achten sie darauf, dass Gemma sich nicht bewusst gefährdet, z. B. mit einem typischen Studentinnenjob mit vielen Kontakten, aber ansonsten versuchen sie, nicht zu große Angst zu haben.

Im Jahr 2016 hatte Hendrik, der ältere Bruder von Hannes, eine weitere Herzoperation, bei der es schwerwiegende Folgen für die Lunge gab. Dies hat damals die Eltern schwer geschockt. Hendrik hat sich davon sehr gut erholt und hat sogar ein freiwilliges soziales Jahr in Südamerika verbracht. Er hat sich gerade für einen Studienplatz beworben. Allerdings kann es jederzeit sein, dass wieder eine Operation ansteht. Hendrik selbst ist kein ängstlicher Typ. Die Mutter hat sich wegen Corona jedoch Sorgen gemacht, da Hendrik gerade jobbt und viele Kontakte hat.

4 Individuelle gesundheitliche Probleme der Jugendlichen

Bei Elias wurde eine isolierte Rechtschreibstörung diagnostiziert. Die Diagnose war eine Entlastung. Es hat den Druck in der Schule rausgenommen, da nun klar war, warum er Probleme bei der Rechtschreibung hatte. Elias bekommt Zeitzuschlag bei Prüfungen, den er aber oft nicht benötigt.

> [...] das mit dem nicht Benoten der Rechtschreibung hat ihm schon sehr gutgetan. (Mutter E, Zeilen 124 f.).

Der Zwillingsbruder hat keine Diagnose einer Rechtschreibstörung.

Zwischen den Interviews von 2015 bis 2020 wurde bei Felix eine auditive Wahrnehmungsstörung diagnostiziert. Die Diagnose war eine Erleichterung für die Familie F. Nun konnte Felix gezielt geholfen werden. Er geht in eine Realschule, die speziell auf seine Einschränkung ausgerichtet ist. Dort besucht er die 8. Klasse. Die Wahl der Schulform war somit von der Ausrichtung abhängig. Rückblickend lassen sich nun Felix Schwierigkeiten in der Schule mit seiner Beeinträchtigung erklären. Ein hoher Geräuschpegel in einer Schulklasse hinderte ihn daran, die Inhalte des Unterrichts wahrzunehmen.

[...] Das heißt, in dem Moment, wo zwei andere Leute [...] miteinander sprechen, kann (Felix, M. G.-L.) einen dritten schon nicht mehr wirklich oder nur mit höchster Konzentration wahrnehmen, was der sagt. [...] weil, wenn sie eine Klasse mit 30 Schülern haben, wo sich fünf bis zehn mindestens ständig unterhalten oder rascheln oder irgendwas machen, heißt es, dass von diesen Kindern der Lehrer nicht mehr differenzierbar ist. Die Stimme des Lehrers, das geht unter in einem einzigen Geräuschpegel. Und dadurch sind natürlich mehrere Schulstunden am Tag wahnsinnig anstrengend. (Mutter F, Zeilen 118 – 137)

Felix benötigte in der Grundschule einen Schulbegleiter, und die Mutter förderte ihn gezielt, ohne die genaue Diagnose zu haben. Die Hörtests waren immer ganz normal bei ihm gewesen. Felix wird seit der dritten Grundschulklasse medikamentös gegen ADHS behandelt. Die Medikamente helfen ihm, sich zu konzentrieren und dem Unterricht zu folgen.

In der neuen Schule ist nun alles auf Kinder ausgerichtet, die entweder Probleme beim Hören oder eine auditive Wahrnehmungsstörung haben. Es sind sowohl die Räumlichkeiten sowie die Klassengrößen darauf abgestimmt.

[...] was für uns sehr angenehm ist, als in einer Regelschule dann irgendwelche Maßnahmen zu erbetteln [...] die ganzen Klassen [...] dort auch gehörlose Kinder hingehen oder Kinder mit Cochlea-Implantat. Also die ganzen Klassenzimmer sind halt extrem darauf ausgerichtet, dass [...] kein Störschall ist, also die [...] ganzen Belege und Decken und so [...], dass die Schallbewegung optimal ist. Das Zweite ist, dass [...] die Klassengrößen sehr klein sind. Das heißt, sie haben maximal zwölf bis 14 Schüler pro Klasse, dadurch ist der Schüler-interne Störschall geringer. (lacht leicht) (Mutter F, Zeilen 160 – 174)

Felix fühlt sich in der neuen Schule und Klasse sehr wohl, auch wenn nun der Schulweg sehr weit ist und er mit öffentlichen Verkehrsmitteln lange unterwegs ist. Er hat Freunde gefunden, die er aber am Nachmittag kaum sehen kann, da alle weit voneinander entfernt wohnen. Der Einzugsbereich der Schule ist aufgrund ihrer besonderen Ausrichtung sehr groß.

Mutter F musste die Hilfeleistungen für Felix über Jahre hinweg immer erkämpfen. Gerade bei Lehrer(inne)n, die kein Verständnis für Felix Schwierigkeiten hatten, war es für sie schwer, Unterstützung zu bekommen. Sie erfuhr im Gegenteil Ablehnung, wenn sie sich für Felix einsetzte.

[...] Es gibt, also ich hatte auch eine Lehrerin in der Grundschule in der ersten Klasse, für die war ich das Feindbild schlechthin, ja. Weil sie einfach gefunden hat, ich bin einfach nur Helikopter (atmet ein) und ich soll halt auch einsehen, dass mein Kind blöd ist. (Mutter F, Zeilen 1441–1445)

So ist es für sie nun eine neue Situation, dass eine ganze Schule den Blick für die Probleme und Besonderheiten ihres Kindes hat. Es ist nun viel einfacher für sie, die Schwierigkeiten, die Felix hat, anzusprechen. Wie an jeder Schule gibt es unterschiedliche Lehrer(innen). Felix kommt auch hier am besten mit Lehrer(inne)n zurecht, die strukturiert sind. Mutter F sieht die Frühgeburt als Verstärker von Felix Problemen an, die er vielleicht genetisch sonst auch gehabt hätte.

Johanna hatte nach der Frühgeburt immer wieder gesundheitliche Probleme. Sie hat lange Jahre Ergotherapie erhalten und konnte erst mit zwei Jahren laufen. Jetzt benötigt sie in dieser Hinsicht keine Förderung mehr. Die Eltern denken, dass sie auch ohne die Therapien gut laufen gelernt hätte. Der Frühgeburt schreiben die Eltern zu, dass Johanna eine Brille tragen muss.

> [...] Das einzige ist, dass sie eine Brille hat, und das kann von der Frühgeburt kommen. (Mutter J, Zeilen 759 f.)

Vater J hat sich in die Thematik zu Frühgeborenen eingelesen und weiß, dass Konzentrationsschwierigkeiten bei diesen Kindern auftreten können. Johanna hat solche Konzentrationsschwierigkeiten und muss beim Lernen angeleitet werden. Der Vater unterstützt Johanna dabei.

> [...] Man muss Johanna dann anleiten, sich auf das Wesentliche konzentrieren. Und ich möchte sagen, das mag angeboren sein, und das müssen wir halt meistern so. (Vater J, Zeilen 234–237)

Diese Schwäche mag laut Eltern angeboren sein, gleichzeitig betonen sie die auffällig gute Rechtschreibung von Johanna. Zudem erwähnen sie das Hobby Theaterspielen von Johanna.

> [...] Das macht sie ganz super. Und die Theaterlehrerin, die Jugendleiterin hat gesagt, keine ist dabei, die alle Rollen auswendig kann, nur unsere Tochter. (Mutter J, Zeilen 555 ff.)

Sie waren erst vor kurzem wegen gesundheitlicher Probleme[5] mit Johanna bei einer Fachärztin. Es war für sie enttäuschend, dass sie weder einen Therapievorschlag erhalten haben, noch eine Ursache für die Schwierigkeiten erkannt wurde.

> [...] Die Ärztin hat gesagt, ab und zu gibt es das dann schon (bei Kindern ihres Alters, M. G. L.), aber wir wissen jetzt nicht, hat dies mit der Frühgeburt zu tun oder nicht. Das ist jetzt das Einzige, wo ich sage, dass dies bei den anderen Kindern zu 95 % nicht so ist. [...] Sie ist jetzt kein Einzelfall. (Mutter J, Zeilen 783–788)

Besonders die Nahrungsaufnahme wurde problematisiert, da sie über Jahre immer zu klein und zu leicht war. Die Eltern wurden ständig von Ärzt(inn)en und Erzieher(inn)en darauf angesprochen, was sie sehr belastet hat. Auch jetzt mit zwölf Jahren ist Johanna für ihr Alter zu klein und hat ein zu geringes Gewicht. Aber das Essen ist kein Problem mehr, sondern der gemeinschaftliche Aspekt des Essens wird beim Interview hervorgehoben. Nicht nur die Eltern, sondern auch Johanna haben es als sehr verletzend erlebt, dass sie aufgrund ihrer Größe von Lehrern angesprochen wurde, ob sie deswegen eine Klasse zurückgehen möchte. Die Eltern meinen, dass die Größe zu 90 % genetisch bedingt ist. Die Großmutter mütterlicherseits war im Erwachsenen-

---

5 Aus Datenschutzgründen wird die Erkrankung nicht näher erläutert.

alter nur 1,50 Meter groß und 45 Kilogramm schwer. Die Frühgeburt kann ebenfalls einen Einfluss haben, da Johanna bei der Geburt nur 900 Gramm gewogen hat, aber zu diesem Zeitpunkt bereits 1400 Gramm hätte haben müssen. Doch nach Ansicht der Eltern überwiegt die Erbanlage. Alle Frauen auf der mütterlichen Seite waren klein. Bis auf die geschilderte Situation leidet Johanna nach Ansicht der Eltern nicht unter ihrer Größe.

Auch Gina ist klein und zierlich und trägt eine Brille. Aber auch hier werden genetische Faktoren aufgezählt.

> [...] natürlich ist sie nicht groß, aber ich bin ja auch nicht groß. Also sie ist, glaube ich, noch eineinhalb oder zwei Zentimeter kleiner wie ich. Also jetzt [...] kein bedeutender Kleinwuchs. (lacht) Also sie ist, weiß gar nicht, ob sie in der Klasse die Kleinste ist, aber (atmet aus) ich glaube, also es sind sicherlich welche dabei, die jetzt auch nicht wirklich größer sind. [...] es gibt ja immer welche, die so unter 1,60 Meter sind [...] Ja also, ist jetzt eigentlich nicht so tragisch. [...] Sie hat so eine Brille, aber gut das haben andere auch. Das ist jetzt nicht, glaube ich, nicht auf Frühchen Dasein bezogen, weil also ich bin ja auch Brillenträger." (Mutter G, Zeilen 480 – 486)

Hannes hat einen großen Bewegungsdrang. Er hat Probleme mit der Konzentration und kann nicht lange stillhalten. Auf der anderen Seite kann er sich gut konzentrieren, wenn ihn etwas interessiert.

> [...] zum Beispiel [...] er spielt Klavier und er kann, konnte wirklich sehr lange Klavier üben, wenn es ihn gefesselt hat oder ihn interessiert hat oder (wenn, M. G.-L.) er für irgendwas geübt hat. Also, er hat auch zweimal Jugend musiziert mitgemacht und dann konnte er das, aber dann [...] (Mutter H, Zeilen 138 – 142)

Schon nach der Frühgeburt bekam Hannes Osteopathie. Er hat in seiner Kindheit immer wieder Rückenschmerzen gehabt, ohne dass man die Ursache wusste. Vor zwei Jahren hatte er ohne Fremdverschulden einen schweren Unfall in der Schulpause erlitten, wodurch er mehrere Zähne verloren hat. Dies wird Folgen für sein ganzes Leben haben und der Vorfall hat ihn sehr erschüttert.

> [...] Das war jetzt vor zweieinhalb Jahren [...] In der Pause ist er auf einen Stein [...] also die haben da [...] im Schulhof, so ja wie sagt man da, so kantige Steine. Da ist er halt ausgerutscht und direkt ohne abbremsen mit dem Gesicht da drauf geknallt an die Kante. [...] Ganz schlimm war das, ja. Genau und also daraufhin haben wir natürlich sehr, sehr viel Osteopathie gemacht. Einfach, weil ich meine, da war ja alles, also vom Nacken her also vom, war ja alles erschüttert. (Mutter H, Zeilen 288 – 309)

Seit dem Unfall ist Hannes ängstlicher geworden und traut sich manches wie Mountainbikefahren nicht mehr richtig zu.

Hannes hatte schon immer Probleme mit dem Essen. Er isst nur sehr ausgewählt und ekelt sich vor manchem Essen. Dies hat aber keine Auswirkungen auf das Gewicht. Hannes ist nicht extrem schlank oder untergewichtig. Durch den Unfall und den Verlust von mehreren Zähnen kann er nicht kräftig abbeißen.

> [...] Er kann [...] jetzt nicht [...] irgendwas ganz Hartes abbeißen oder so, das macht er nicht, aber so weit sind die stabil, dass er eigentlich jetzt da vom Kauen her keine großen Probleme hat. Wir haben ja überhaupt bei ihm, das habe ich ja wahrscheinlich damals schon gesagt, so ein bisschen das Essproblem und das zieht sich durch die ganzen Jahre. [...] Das ist wirklich was, wo ich sage, ich glaube, dass das was mit dem Frühchen was zu tun haben könnte. Bin ich mir natürlich nicht sicher, weil ich ja keinen (lacht) Vergleich habe. (Mutter H, Zeilen 331–342)

Auf die Frühgeburt führt Mutter H auch zurück, dass Hannes nicht gern allein zu Hause sein möchte. Lange Zeit ist er gar nicht allein geblieben, erst jetzt ist dies für kurze Zeit möglich.

Hannes hatte als Kind immer wieder „Affektkrämpfe". (Mutter H, Zeile 462)

> [...] das war natürlich auch eine lange Zeit, ungefähr bis fünf Jahre hatte er das ja immer wieder. Und das war natürlich etwas, wo wir, wo ich mir und wo wir uns Sorgen gemacht haben, natürlich. Aber sowas haben wir im Moment ja gar nicht. Also ich würde sagen, er hat sich wirklich gut entwickelt, und ich muss mir jetzt nicht extra um ihn besondere Sorgen machen. [...] Affektkrämpfe, das ist sowas wie, wie kann ich das jetzt erklären. Also der hatte das zum Beispiel, wenn er sich sehr aufgeregt hat, aber meistens war es, wenn er sich zum Beispiel weh getan hatte. Also er ist hingefallen und dann er hatte [...] halt zu weinen angefangen, und das äußert sich bei diesen Kindern, die Affektkrämpfe haben, so, dass sie dann plötzlich die Luft anhalten [...] blau werden und dann krampfen, weil sie nicht mehr [...] mit diesem Weinen oder mit diesem Schock umgehen können und dann [...] Das drückt das schon aus, ist es wie aus dem Affekt, aus dem Affekt ein Krampf, also es entsteht ein Krampf. (Mutter H, Zeilen 467–487)

Diese Affektkrämpfe haben die Mutter sehr belastet. Der Vater hat aus ihrer Sicht dies eher „cool" (Mutter H, Zeile 530) gehandhabt. Als Mutter war sie stets in „Hab-Acht-Stellung" (Mutter H, Zeile 533). So hat sie auch gleich nach dem Unfall von Hannes voller Sorge darauf geachtet, wie er reagiert.

> [...] Jaja, da auch ich mein, ich war da ja nicht unmittelbar dabei, aber das gibt's schon, ja, dass das natürlich dann immer noch so in einem tief sitzt, dass man denkt ,ja und jetzt hol mal wieder Luft. (Mutter H, Zeilen 522–525)

Die anderen Familien geben keine gesundheitlichen Probleme ihrer Kinder an. Frühgeborene können Entwicklungsprobleme bis ins Erwachsenenalter haben (Hüning/Jäkel 2021). Insbesondere Aufmerksamkeitsprobleme werden hierbei als Beispiel aufgeführt. Auch wenn in den Interviews ähnliche Themen geschildert werden, wie Konzentrationsschwierigkeiten, aber auch zu geringes Gewicht oder kleine Größe erwähnt werden, muss dies nicht bedeuten, dass dies auf die Frühgeburt zurückzuführen ist. Gleichzeitig wird sowohl bei Hannes als auch bei Johanna aufgezeigt, dass sie sich sehr wohl konzentrieren können, wenn sie sich für Sachen sehr interessieren. Regulationsstörungen sind bei Frühgeborenen häufig,[6] aber die Essprobleme von Hannes müssen nicht von der Frühgeburt kommen. Bei einer kleinen

---

6 Vgl. Teil 1: Frühgeburt und Frühgeborene – ein wissenschaftlicher Blick auf medizinische, pflegerische und psychosoziale Aspekte.

qualitativen Studie mit wenigen Befragten kann es auch reiner Zufall sein, dass sich manche Themen bei den Familien häufen.

Interessant ist hier vor allem, inwieweit die Eltern selbst die Probleme auf die Frühgeburt beziehen. Wie die Mutter von Hannes, die seine Ängste vor dem Alleinsein mit der Frühgeburt in Zusammenhang bringt oder auch seine Essprobleme in der Frühgeburt begründet sieht. Familie H hat vier Kinder, und alle anderen Geschwister von Hannes hatten diese Auffälligkeiten nicht.

Mutter F sieht die Frühgeburt nicht als Ursache, sondern als Verstärker der Probleme von Felix. Andere Eltern führen genetische Grundlagen für manche Besonderheiten als Erklärung an, und die Frühgeburt wird explizit ausgeschlossen. Die Familien gehen also unterschiedlich mit dem Thema Frühgeburt um. Im Folgenden wird dargestellt, wie die Familien sie mit ihren Kindern thematisieren.

5 Umgang mit der Frühgeburt – Auswirkungen auf die Eltern bis heute – Frühgeburt als kritisches Lebensereignis

Manche Eltern sprechen das Thema Frühgeburt direkt an und erleben, dass ihre Kinder sich gar nicht dafür interessieren. Bei Felix war es für die Mutter die ersten Jahre sehr schwierig, die Frühgeburt zu thematisieren. Die gesamte Zeit war für sie extrem belastend gewesen. Für ihren Sohn war es nur ein Thema, als er wegen einer Narbe angesprochen wurde. Es hat sich bei ihm der Ductus nicht geschlossen und er musste als kleines Baby bereits am Herzen operiert werden. Diese Narbe sieht man, wenn er mit Freunden z. B. schwimmen geht. Als er erklärt bekam, woher das Wundmal kommt, war es auch für ihn erledigt. Ihn interessiert momentan viel mehr, wie er mit den ADHS-Medikamenten eigenverantwortlich umgehen kann. Die Frühgeburt ist für ihn momentan nicht relevant. Für seine Mutter ist die Frühgeburt dagegen ein „heftiges Erlebnis" (Mutter F, Zeile 1615), das bis heute auf sie wirkt.

> [...] Aber (atmet aus) es gibt Dinge, die vergessen Sie nicht. Also für mich ist es okay. [...] Ich kann darüber reden. Ich kann mich ausdrücken, aber ich merke, dass das Eis dann dünner ist als bei anderen Dingen. Das ist was, das ist so wie (schluckt) (atmet aus) [...] (atmet ein) So wie [...] ja letztlich kann ich sagen zum Beispiel, ich möchte auf keine Frühchenstation. Also Frühchenstation, ich würde es machen heute, aber ist der totale Horror. (Mutter F, Zeilen 1621–1630)

Frau F hat sich Hilfe geholt und Dinge verarbeitet, aber trotzdem möchte sie sich nicht in eine Situation begeben, in der manches in Erinnerung gerufen wird, womit man sich nicht mehr auseinandersetzen möchte. Gerade die lange Leidensgeschichte ihres Sohnes, der mit seinen Besonderheiten im System Schule wenig Unterstützung erfahren hat, prägt die schlimmen Erfahrungen von Frau F bis heute.

Auch Frau J hat die Frühgeburt als traumatisches Ereignis erlebt, das bis heute nachwirkt.

> [...] Ja, das war ein schweres Trauma, und die Wunden stehen noch so ein bisschen. Aber es ist schon so, dass die Zeit alle Wunden heilt und es liegt nun zwölfeinhalb, 13 Jahre zurück. Natürlich ist es nicht mehr so wie es damals war, aber es ist immer noch für mich also die schlimmste Zeit in meinem Leben in Erinnerung, das ist schon noch so. (Mutter J, Zeilen 537–543)

Wenn sie an die Zeit zurückdenkt, kommen ihr heute noch die Tränen. Mutter J hat damals wenig Verständnis dafür erfahren, dass sie einen Betrieb geleitet und ihr Mann die Versorgung von Johanna übernommen hat.

Mutter K lag in der Schwangerschaft wochenlang im Klinikum und musste währenddessen eine gefährliche Operation an den Zwillingen überstehen. Sie denkt meistens an diese Zeit, wenn der Jahrestag erscheint, an dem sie in die Klinik musste.

> [...] Also ich denke schon immer an den (Datum, M. G.-L.), das war der Tag, als ich in die Klinik kam. Dann die Zeit eben bis zum (Geburtsdatum – zwei Monate später, M. G.-L.), als die Mädchen geboren wurden. Dass sind schon so Sachen, die hochkommen und wo mir dann bewusst wird, wie lang eigentlich diese Zeit auch war, die für mich ja in einer komplett anderen Blase gelaufen ist, irgendwie so ähnlich wie [...] diese Corona-Geschichte jetzt, wo man auch von jetzt auf gleich in irgendwie eine völlig andere Welt katapultiert wird. Also, da kommen dann so Vergleiche hoch und ansonsten dann eben eine wahnsinnige Dankbarkeit, wenn ich sehe, wie sie jetzt hier durch die Gegend laufen, dann bin ich einfach nur froh. (Mutter K, Zeilen 1013–1023)

Der Vater K spricht von einem Trauma, auch weil die erste Schwangerschaft zwar nicht mit einer Frühgeburt endete, aber der ältere Bruder der Zwillinge im ersten Jahr krank war und lange behandelt werden musste. Bei Mutter K ist eine Ängstlichkeit geblieben, dass ihren Kindern etwas passieren könnte. Wenn Krankheiten oder kleine Unfälle geschehen, dann ist immer die Sorge da. Es ist inzwischen ein Familienscherz, der diese Ängste auf lustige Weise wiederspiegelt, aber einen ernsten Hintergrund hat.

> [...] Und ja, wir, wir gehen sehr lustig damit um, sage ich jetzt mal, aber ist auf jeden Fall aus meiner Sicht schon eine Sache, die auf jeden Fall da auch begründet ist, dass man einfach wochenlang nicht gewusst hat, wie's mit den Kindern weitergeht und ob sie's überhaupt schaffen. Und bei, bei drei Kindern, nicht wie's bei anderen Eltern oder bei anderen Müttern ist, nach drei Tagen wieder nach Hause zu kommen, bei drei Kindern jeweils im Krankenhaus zu bleiben, das Kind wird irgendwo in einen Kasten genommen und muss, also lange behandelt werden, das ist ja auch nicht so, dass man das einfach wegsteckt. (Vater K, Zeilen 1058–1067)

Mutter K hat sich keine psychologische Hilfe geholt. Sie geht davon aus, dass eine Therapie ihr eher (zeitlichen) Stress machen würde, anstatt ihr zu nutzen. Sie kommt ihrer Ansicht nach gut mit ihren Ängsten zurecht, aber gerade bei Schwangerschaften und Geburten in ihrem persönlichen Umfeld merkt sie, dass es sie immer noch beschäftigt. Zum einen kommt ein „Restschuldgefühl" (Mutter K, Zeile 1095) hoch, warum sie es nicht geschafft hat, bis zum errechneten Termin durchzuhalten. Zum anderen wartet sie immer, bis das Kind geboren ist, bevor sie Fragen stellt oder Anteil nimmt.

Wenn möglich, übernimmt auch Vater K alle Arztbesuche mit den Kindern, um seine Frau hier zu entlasten und angstbesetzte Situationen wegen der Gesundheit der

Kinder zu vermeiden. Die Frühgeburt der Zwillinge wird thematisiert, und die Familie geht entspannt und nicht negativ damit um. Kornelia und Konstanze interessieren sich dafür, sehen Filmaufnahmen oder Fotos an und machen Kommentare zum Geburtsgewicht.

Frau E zeigt eine große Kompetenz, sich Hilfe zu holen. Sie hatte vor der Frühgeburt ihrer Zwillinge eine Totgeburt, was sie sehr belastet hat. Eine Trauergruppe half ihr, mit diesem Schicksal umzugehen. Sie war viele Jahre in Therapie, auch nach der Frühgeburt. Ihr Mann hat ihr in all den Jahren immer zur Seite gestanden und sie unterstützt. Zudem haben sie Au-pair-Mädchen angestellt, um eine zeitliche Entlastung zu haben. Gerade in Phasen, in denen es Frau E psychisch nicht gut ging. Sie ist vor einigen Jahren mit Medikamenten eingestellt worden und diese schlagen bei ihr sehr gut an. Zum Zeitpunkt des Interviews im Jahr 2020 geht es ihr sehr gut ,und sie benötigt auch keine Therapie mehr.

> [...] Ich nehme weiterhin noch Antidepressiva und merke einfach, ich kann ein angstfreies Leben führen. Was ich vorher so nicht kannte, weil ich ja seit seitdem ich 16 war, kann ich mich erinnern, dass ich Panikattacken hatte, die aber damals keiner als solche erkannt hat. Daher kenne ich überhaupt kein Leben ohne Angst. (Mutter E, Zeilen 1009–1014)

Die Frühgeburt ist in der Familie kein Thema. In der Grundschule kam es einmal auf. Es wurden gemeinsam Fotos angesehen, aber zurzeit interessiert es die Zwillinge nicht.

Bei Familie I ist das Thema Frühgeburt dagegen sehr präsent, aber nicht wegen den Zwillingen Ian und Ingo, sondern aufgrund ihres Cousins. Er kam ebenso wie die Zwillinge acht Wochen zu früh auf die Welt und hat Folgeschäden. Er ist fast taub, was auch die Eltern I sehr belastet. Die Dankbarkeit, dass bei ihnen alles gut gegangen ist, ist deshalb umso größer. Sie haben sich kürzlich gemeinsam die Fotos von den Zwillingen aus der Zeit angesehen, als sie in der Klinik lagen.

> [...] Mutter I: Das war jetzt zum Beispiel bei Beginn von Corona, gell? Haben wir so einen Fotoabend gemacht und haben es am Fernsehen angeschaut über den Laptop. Und ja, da kommen dann schon die Tränen oder sind die Buben auch bisschen erschrocken, wie klein sie waren und
> > Vater I: Ja, und wie alles ausgeschaut hat.
> > Mutter I: Genau, also das geht einem dann schon nahe, aber [...]
> > Vater I: Aber ansonsten im täglichen Leben verdrängt man das oder ist es im Hintergrund.
> (Eltern I, Zeilen 572–579)

Das bevorstehende Interview mit Mutter G zum Thema Frühgeburt hat Gina darauf aufmerksam gemacht. Sie sagt selbst, dass es doch kein Problem mehr sei, dass sie zu früh geboren wurde. Ansonsten kommt das Thema nur zufällig auf, wenn man zum Beispiel ein Foto sieht.

Die Frühgeburt von Hannes ist ein offensichtliches Thema in der Familie. Da er drei ältere Geschwister hat, ist alles bewusst wahrgenommen worden und in der Familie präsent. Dagegen nimmt die Situation des älteren Bruders Hendrik aufgrund seiner Herzerkrankung nicht so viel Raum ein, was Mutter H bedauert.

> [...] Ja, muss ich schon sagen. Es ist wirklich, das ist schon anders also, anders als zum Beispiel mit diesem Herzfehlerthema. Das war ja nicht so das Gesprächsthema bei uns in der Familie [...], aber irgendwie hat sich das nicht so entwickelt, dass das so ein großes Gesprächsthema bei uns in der Familie war. Was ich auch ein bisschen bereue, muss ich sagen, weil es wäre, glaube ich, schon besser, wenn man öfter darüber gesprochen hätte, aber ist halt so gelaufen. (Mutter H, Zeilen 419 – 433)

Wie bereits dargestellt, kann eine Frühgeburt zu den kritischen Lebensereignissen[7] gezählt werden. Aus den Interviews kann man deutlich ersehen, dass die Frühgeburt und die dadurch entstandenen Belastungen bei einigen Müttern bis ins Teenageralter der Frühgeborenen Nachwirkungen haben. Die Mütter gehen unterschiedlich damit um. Die meisten haben sich keine psychologische Hilfe geholt, obwohl teilweise von einem Trauma gesprochen wird. Es wurde aufgezeigt, dass eine frühe psychosoziale Betreuung, bei der die Ängste der Mütter ernst genommen und frühzeitig professionell behandelt werden, die Lebensqualität der Familien verbessert werden kann. Vielleicht könnten schon da die lang wirkenden Folgen für die Eltern abgemildert werden. Während das Frühgeborene noch im Krankenhaus liegt, gäbe es einen niedrigschwelligen Zugang zu Psycholog(inn)en, und zu diesem Zeitpunkt wären auch die zeitlichen Ressourcen eher vorhanden als später, wenn die Kinder zu Hause komplett betreut werden müssen.[8]

Das Thema Frühgeburt ist bei den Familien unterschiedlich intensiv. Manche Jugendliche interessiert es zurzeit gar nicht, für andere ist es ein präsentes, aber unbelastetes Thema, wieder andere sind erschrocken, wenn sie sich als Frühgeborene sehen.

6 Pubertät

Die Eltern nehmen bei den Jugendlichen die Pubertät unterschiedlich wahr. Einige haben schon die biologischen Merkmale. Elias und Eric z. B. haben bereits eine tiefe Stimme oder der Wachstumsschub ist erfolgt. Beide haben mit 13 Jahren bereits Schuhgröße 42 und überragen ihre Mutter.

> [...] Also, tatsächlich denken wir an die Tatsache, dass sie eigentlich Frühchen waren, also ich zumindestens schau mir die beiden an und denke mir allerhöchstens: Moment, ihr solltet doch Frühchen sein. [...] Die, die habe inzwischen Schuhgröße 42 [...] Und das mit 13, also gehören zu den Größten in ihrer Klasse. Ich find's erstaunlich, also das ist alles ja genau das Gegenteil von

---

7 Vgl. Frühgeburt als kritisches Lebensereignis von Franziska Baur.
8 Vgl. Forschungsergebnisse zu Belastungen und Ressourcen von Frühgeborenen-Eltern während der Corona-Pandemie von Michaela Gross-Letzelter.

dem, was ich eigentlich erwartet habe ganz am Anfang. Also so, so zarte zerbrechliche Wesen, das sind sie eher nicht. (Vater E, Zeilen 467 f.)

Andere beschreiben vor allem das Aufbegehren gegen die Eltern, den Wunsch der Jugendlichen, eigene Entscheidungen treffen zu können, Unlust, Streitereien mit Geschwistern, Nicht-Wollen u. ä. m.

> [...] Ja, da kommt der Sturkopf durch. (lacht) [...] Und ja, wie gesagt, es ist jetzt nicht besonders tragisch, sag ma mal so, es ist halt einfach dieses während Corona besonders schlimm. Da ist man nie mit seinen Freunden zusammen. Und es ist halt langweilig mit den Eltern und sie braucht halt auch mehr Zeit für sich alleine oder [...] verbringt Stunden im Bad zum Beispiel oder so. Das ist halt [...] ganz normal [...] also haben jetzt nicht großartig Streit. Sondern es ist einfach, also sie ist schon jemand, der weiß, was er dann will und wenn er das will, dann macht er das auch. Also da ist das dann immer schwer, sie dann von irgendwas anderem zu überzeugen. Da muss man schon gute Argumente haben, dass man sie dann zu irgendwas anderem bringt, wenn sie sich da irgendwas einbildet. (Mutter G, Zeilen 355 – 368)

Die Zwillinge Ingo und Ian verstehen sich gut, aber es gibt jetzt in der Pubertät auch Reibereien untereinander. Auf der anderen Seite verbünden sie sich auch gegen ihre Eltern.

Gerade bei der Unlust zum Klavierüben stellt die Mutter H bereits erste Anzeichen der Pubertät bei Hannes fest. Mutter H hat den Vergleich zwischen ihren vier Kindern und sieht Unterschiede zwischen Mädchen und Jungen. Bei den Mädchen hat es früher angefangen und länger angehalten. Bei den Jungen ist es ruhiger verlaufen. Auch Mutter K erzählt, dass die biologischen Merkmale bei ihren Zwillingsmädchen sehr früh eingesetzt haben.

Insgesamt beschreiben alle Eltern sehr gelassen die Auswirkungen der Pubertät. Manche sehen schon, dass die Phase zu Ende geht. Mutter K meint z. B., dass die „Vollpubertät" (Mutter K, Zeile 361) der beiden Mädchen schon vorüber wäre. In der Phase wären die Streitereien unter den Kindern auch manchmal heftiger gewesen. Aber insgesamt ist alles im Rahmen geblieben. Die Eltern E sehen bei ihren Söhnen zwar die biologischen Merkmale, aber andere Anzeichen der Pubertät haben sich noch nicht gezeigt, weder im Interesse an Mädchen, noch durch pubertäres Verhalten. So befinden sich die Jugendlichen in verschiedenen Phasen der Pubertät.

Wie bereits angesprochen, müssen die Einschätzungen zur Pubertät im Gesamtkontext der Schilderungen der Eltern gesehen werden. In den vorherigen Auswertungsthemen wurde ebenfalls der Entwicklungsstand der ehemaligen Frühgeborenen, insbesondere unter den erschwerten Bedingungen der Corona-Pandemie, aufgezeigt.

7 Zukunftswünsche der Eltern

Alle Eltern beschreiben glückliche Momente als Familien und mit ihren Kindern. Sie sind dankbar, dass die Kinder gesund sind oder ihren Weg gefunden haben. Ein Elternpaar hatte die Silberhochzeit, ein anderes Elternpaar hat nach vielen Jahren als Familie kurz vor Corona geheiratet. Es ist auffällig, dass alle befragten Eltern in einer stabilen Beziehung leben. In den Interviews wird immer wieder beschrieben, wie sie gemeinsam das Familienleben gestalten, sich gegenseitig unterstützen. Von den sieben Interviews wurden vier Interviews mit beiden Eltern gleichzeitig geführt, die jeweils als Paar deutlich wahrgenommen werden konnten.

Die Eltern wünschen sich für ihre Kinder eine gute Zukunft, dass sie beruflich einen Weg finden und dass sie als Familie sich auf die Veränderungen gut einstellen können.

Vorrangig wünschen sie sich Gesundheit und gut durch die Krise zu kommen.

> [...] Mutter I: Also ich würde mir einfach wünschen, dass wir gesund bleiben und dass also ja das wäre mir eigentlich das Wichtigste. Dass wir miteinander gesund bleiben und dass sie ja auch so, dass sie auch ihren Weg so weitermachen. Sind sehr fröhlich, alle zwei. [...]
> [...] Vater I: Ich wünsch mir, dass sie ja, dass sie einfach ihren Weg gehen. Man gibt ihnen ein Handwerkszeug mit, auch als Eltern. Man zeigt ihnen gewisse Hobbies oder man nimmt sie mit, die werden bestimmt nicht alles ausüben immer. Aber ich hoffe, dass sie sich das Richtige raussuchen und dass sie dann ihren Weg einfach gehen und einfach ein ganz normales Leben führen können. (Eltern I, Zeilen 776–789)

Die Eltern J hoffen für ihre Tochter Johanna,, dass sie neben einer guten Zukunft eine „aufsteigende Lebenslinie" (Vater J, Zeile 801) hat, dass sie mal einen passenden Partner findet, am gesellschaftlichen Leben teilnimmt, eine selbstbewusste Persönlichkeit wird, eine fürsorgliche Mutter und vielleicht den familieneigenen Betrieb übernimmt.

Es gibt auch persönliche Wünsche der Eltern. Vater E wünscht sich, als Musiker endlich wieder auf der Bühne stehen zu dürfen. Mutter G möchte gern mit ihrem Mann so harmonisch weiterleben, gerade da sie jetzt als Paar mehr Zeit für sich haben.

Als Schlusssatz kann die Aussage von Mutter K gelten:

> [...] Wie's mein Mann vorher gesagt hat: Oberstes Lebensziel ist eigentlich, dass sie wirklich in ihrem Leben glücklich werden. (Mutter K, Zeilen 1177 f.)

Es ist geplant, in ca. fünf Jahren nochmals die Eltern, aber auch erstmals die Jugendlichen selbst zu befragen. Sie wären dann zwischen 17 und 19 Jahren alt. Es wird vielleicht aus dem Rückblick zu erschließen sein, ob die Rahmenbedingungen der ersten Corona-Phase es erschwert haben, die eigene Handlungsfähigkeit zu erarbeiten. Die jugendlichen Erwachsenen können aus ihrer Perspektive beschreiben, ob die Abnabelung von den Eltern schwierig war, ob das Wissen um ihre Frühgeburt ihr Selbstbild geprägt hat oder ob sie denken, dass ihre Frühgeburt das Verhalten ihrer Eltern ihnen gegenüber beeinflusst hat. So wird aus der Retrospektive die Phase der Pubertät nochmals betrachtet und im Kontext der Elterninterviews aus dem Jahr 2020 erneut analysiert werden.

Ausblick der Herausgeberin

Die Corona-Pandemie wird uns noch weiter begleiten. Betrachtet man die Erkenntnisse[1] einer aktuellen Meta-Analyse vom Frühjahr 2021, kann man folgende Ergebnisse festhalten: Erkranken werdende Mütter an COVID-19, so zeigen sich häufiger Komplikationen bei Schwangerschaft und Geburt. „Früh- und Todgeburten, geringes Geburtsgewicht, Präeklampsie und Gestationsdiabetes – sämtliche dieser Endpunkte treten laut einer Meta-Analyse (42 Studien mit >400.000 schwangeren Frauen) häufiger auf, wenn Mütter an COVID19 erkranken. Das Risiko für eine Präeklampsie stieg um 33 % im Vergleich zu Frauen, die sich nicht mit Sars-CoV-2 infizierten. Frühgeburten traten um 70 % häufiger auf, das Risiko für Todgeburten verdoppelte sich." (Qin Wei et al. 2021: 540 ff)

Das steigende Risiko einer Frühgeburt erhöht ebenfalls die Relevanz der Thematik der Ressourcen und Belastungen von Eltern von Frühgeborenen. Durch die unterschiedlichen Perspektiven, die eingenommen wurden, konnte in diesem Band ein sehr vielschichtiges Bild der Situation von Eltern von Frühgeborenen gezeichnet werden. Ich weiß es sehr zu schätzen, dass sich Eltern, deren Kinder den zu frühen Beginn ihres Lebens im besonderen Jahr 2020 hatten, Zeit für ein Interview mitten in den größten Belastungen genommen haben. Es konnte dargestellt werden, dass die Corona-Pandemie die Nöte der Eltern verstärkt. So ist es interessant zu erforschen, wie es diesen Familien in Zukunft ergehen wird. Sie kennen bisher kein Familienleben ohne die Maßnahmen zur Eindämmung der Pandemie. Ich möchte gern diese Eltern in ca. fünf Jahren nochmals befragen und hoffe, dass alle wieder dazu bereit sind.

Es ist ein großes Geschenk für mich als Wissenschaftlerin und Forscherin, Familien mit Frühgeborenen nun schon bis ins Teenageralter begleiten zu dürfen. Wenn ich im Jahr 2025 die nächste Erhebungswelle mit den Eltern starte, ist es im Rahmen dieser Forschung vielleicht möglich, auch Interviews mit den Frühgeborenen selbst zu führen. So können die Verläufe von Frühgeborenen bis ins junge Erwachsenenalter nicht nur aus dem Blickwinkel der Eltern verfolgt werden. Ich freue mich sehr darauf, den weiteren Weg der Familien mitgehen zu dürfen.

---

[1] Der Abschnitt über die Meta-Analyse entstand unter Mitarbeit von Sonja Becker.

https://doi.org/10.1515/9783110735857-016

Literatur

Ackermann, K.; Reber, D.; Krüger, M. (2020): Neonatologie – highlighted. Bayerisches Ärzteblatt, S. 456–463

Als, H. (2017): Program Guide. Newborn Individualized Developmental Care and Assessment Program (NIDCAP). An Education and Training Program for Health Care Professionals. URL: http://nidcap.org/wp-content/uploads/2017/02/Program-Guide-Rev-16Feb2017 – Final.pdf (letzter Aufruf: 16.05.2017).

Als, H. (1999): Reading the premature infant. In: Golden, E. (Hrsg.): Developmental Interventions in the Neonatal Intensive Care Nursery. New York, S. 18–85.

Als, H. (1982): Toward a Synactive Theory of Development: Promise for the Assessment and Support of Infant Individuality. Infant Mental Health Journal 3(4), S. 229–243.

Als, H.; Butler, S. (2010): Die Pflege des Neugeborenen. Die frühe Gehirnentwicklung und die Bedeutung von frühen Erfahrungen. In: Brisch, K.-H.; Hellbrügge, T. (Hrsg.): Der Säugling – Bindung, Neurobiologie und Gene. Grundlagen für Prävention, Beratung und Therapie. 2. Aufl., Stuttgart, S. 44–87.

Als, H.; Duffy, F. H.; McAnulty, G.; Butler, S. C.; Lightbody, L.; Kosta, S.; Weisenfeld, N. I.; Robertson, R.; Parad, R. B.; Ringer, S. A.; Blickman, J. G.; Zurakowski, D.; Warfield, S. K. (2012): NIDCAP improves brain function and structure in preterm infants with severe intrauterine growth restriction: Journal of Perinatology 32, S. 797–803.

Als, H.; Lawhon, G.; Brown E.; Gibes, R.; Duffy, F. H.; McAnulty, G. B.; Blickman, J. G. (1986): Individualized behavioral and environmental care for the very low birth weight preterm infant at high risk for bronchopulmonary dysplasia: Neonatal Intensive Care Unit and developmental outcome. In: Pediatrics, 78 (6), S. 1123–1132.

Als, H., Lester, B. M.; Brazelton, T. B. (1979): Dynamics of the behavioral organization of the premature infant: A theoretical perspective. In: Field, T. M., Sostek, A. M., Goldberg, S.; Shuman, H. H. (Hrsg.): Infants Born at Risk. Spectrum, New York, S. 173–192.

Als, H.; McAnulty, G. B. (2011): The Newborn Individualized Developmental Care and Assessment Program (NIDCAP) with Kangaroo Mother Care (KMC): Comprehensive Care for Preterm Infants. In: Current Women's Health Reviews 7(3), S. 288–301. URL: http://www.ncbi.nlm.nih.gov/pmc/articles/PMC4248304/pdf/nihms596642.pdf (letzter Aufruf: 19.02.2016).

Asendorpf, J. B. (2018): Genetische Einflüsse und Wirkweisen. In: Gniewosz, B.; Titzmann, P. F. (Hrsg.): Handbuch Jugend. Psychologische Sichtweisen auf Veränderungen in der Adoleszenz. Kohlhammer, Stuttgart, S. 17–35.

Bengel, J.; Lyssenko, L. (2012): Resilienz und psychosoziale Schutzfaktoren im Erwachsenenalter. Stand der Forschung zu psychologischen Schutzfaktoren von Gesundheit im Erwachsenenalter. BzgA: Forschung und Praxis der Gesundheitsförderung, Band 43., Köln.

Berger, A. (2019): Neonatologie im Wandel der Zeit. In: Wutte, S. (Hrsg.): Frühchen. Großartige kleine Kämpfer. S. 36–37.

Binter, J. (2019): Entwicklungsfördernde, individualisierte und familienorientiere Betreuung von frühgeborenen Kindern. In: Wutte, S. (Hrsg.): Frühchen. Großartige kleine Kämpfer. S. 76–77.

Bittmann, S. (2010): Checklisten Pädiatrie und Neonatologie. Krankheitslehre für Pflege- und medizinische Fachberufe. Urban; Fischer Verlag.

Bundesverband „Das frühgeborene Kind" e. V. (2020): Frühgeborene. Schwerpunkt Neonatologie gestern–heute–morgen. Magazin des Bundesverbands „Das frühgeborene Kind" e. V., 1–2020.

Bundesverband „Das frühgeborene Kind" e. V. (Hrsg.) (2018): Leitsätze für Palliativversorgung und Trauerbegleitung in der Peri- und Neonatologie. Frankfurt am Main: Bundesverband „Das frühgeborene Kind" e. V.

https://doi.org/10.1515/9783110735857-017

Bundesverband „Das frühgeborene Kind" e. V. (Hrsg.) (2014): Elternberatung in der Neonatologie. Ein Praxis-Leitfaden des Bundesverbands „Das frühgeborene Kind" e. V. Frankfurt am Main: Bundesverband „Das frühgeborene Kind" e. V.

Bundesverband „Das frühgeborene Kind" e. V. (Hrsg.) (2008): Ernährung von Frühgeborenen. Frankfurt am Main: Bundesverband „Das frühgeborene Kind" e. V.

Bundesverband „Das frühgeborene Kind" e. V. (Hrsg.) (2006): Leitsätze zur entwicklungsfördernden Betreuung in der Neonatologie. Frankfurt am Main: Bundesverband „Das frühgeborene Kind" e. V.

Brisch, K. H. (2011): Die Bindungsentwicklung bei Frühgeborenen. In: Hellbrügge, Th.; Schneeweiß, B.: Frühe Störungen behandeln – Elternkompetenz stärken. Grundlagen der Früh-Rehabilitation. Klett-Cotta Verlag, S. 125–147.

Carlitscheck, J. (2013): Familienzentrierte Betreuung in der Neonatologie – Situationsanalyse und Zukunftsperspektiven. Inaugural-Dissertation. Humanwissenschaftliche Fakultät Köln. Online verfügbar unter URL: https://kups.ub.uni-koeln.de/5111/1/Familienzentrierte_Betreuung_in_der_Neonatologie_Dissertation_Jessica_Carlitscheck.pdf (letzter Aufruf: 09.04.2021).

Christ-Steckhan, C. (2005): Elternberatung in der Neonatologie. Ernst Reinhardt, München/Basel.

Czymara, C., Langenkamp, A.; Cano, T. (2020). Taylor; Francis Online. Cause for concern: gender inequality in experiencing the COVID-19 lockdown in germany. Online verfügbar unter URL: https://www.tandfonline.com/doi/full/10.1080/14616696.2020.1808692.

Damm, G.; Macha, T.; Petermann, F.; Voss, W.; Sens, B. (2015): Qualitätsanalysen zur Entwicklung Frühgeborener: Ergebnisse des Niedersächsischen Frühgeborenen-Nachuntersuchungsprojekts und eines Vergleichskollektivs reif geborener Kinder. Zeitschrift für Evidenz, Fortbildung und Qualität im Gesundheitswesen, S. 6–17.

Dinger, J. (2013): Betreuung von Frühgeborenen an der Grenze zur Lebensfähigkeit. In: Reichert, J.; Rüdiger, M. (Hrsg.): Psychologie in der Neonatologie. Psychologisch-sozialmedizinische Versorgung von Familien Frühgeborener. Hogrefe, Göttingen, S. 11–28.

Donnelly, P.; Kirk, P. (2015): Used the PDSA model for effective change management. Education for Primary Care 26(4), S. 279–281.

Faust, G. (2013): Übergang in das Schulsystem hinein. Vom Kindergarten in die Grundschule – Aktuelle Befunde aus der Bildungsforschung. In: Bellenberg, G.; Forell, M. (Hrsg.): Bildungsübergänge gestalten. Ein Dialog zwischen Wissenschaft und Praxis. Münster/New York/München/Berlin, S. 33–44.

Filipp, S. H.; Aymanns, P. (2018): Kritische Lebensereignisse und Lebenskrisen. Vom Umgang mit den Schattenseiten des Lebens. Kohlhammer, 2. Aufl., Stuttgart.

Filipp, S. H. (1981): Ein allgemeines Modell für die Analyse kritischer Lebensereignisse. In: Filipp, S. H. (Hrsg.): Kritische Lebensereignisse. München, S. 3–52.

Frenzel, C. (2009): Frühgeborene. Der Familienalltag nach der Krankenhausentlassung. Eine qualitative Studie zum Alltagserleben der Eltern. Diplomica Verlag.

Gawehn, N. (2011): Frühgeborene als Schüler – Eine Schullaufbahn unter besonderen Voraussetzungen? In: Landesverband „Früh- und Risikogeborene Kinder Rheinland-Pfalz" e. V. (Hrsg.): Frühgeborene und Schule. Ermutigt oder ausgebremst? Miltenberg, S. 20–25.

Gross-Letzelter, M. (2017) (Hrsg.): Frühchen im Lebenslauf und Soziale Arbeit. De Gruyter, Berlin/Boston.

Gross-Letzelter, M. (2010): Frühchen-Eltern – ein sozialpädagogisches Forschungsprojekt. Lengerich.

Gross-Letzelter, M.; Baumgartner, M. (2010): Der Umgang mit Frühchen-Eltern – ein multidisziplinäres Arbeitsfeld mit zentraler Aufgabenstellung für die Soziale Arbeit. In: Gross-Letzelter, M. (Hrsg.) (2010): Frühchen-Eltern. – ein sozialpädagogisches Forschungsprojekt. Pabst Sciece Publishers Verlag, S. 123–151.

Gunter, O. (2013): Gelingensfaktoren für die Schulen für den Übergang vom Kindergarten in die Grundschule. In: Bellenberg, G.; Forell, M. (Hrsg.): Bildungsübergänge gestalten. Ein Dialog zwischen Wissenschaft und Praxis. Münster/New York/München/Berlin, S. 89–102.

Gwuzdz, B.; Zimmermann, A. (2019): Pflege von Frühgeborenen. In: Fley, G.; Schneider, F. (Hrsg.): Pflege Heute. Pädiatrische Pflege. Urban; Fischer Verlag, S. 81–100.

Hagenbeck, C.; Pecks, U.; Fehm, T.; Borgmeier, F.; Schleußner, E.; Zöllkau, J. (2020): Schwangerschaft, Geburt und Wochenbett mit SARS-CoV-2 und COVID-19. Der Gynäkologe, S. 614–623.

Haiden, Nadja (2012): Die Ernährung Frühgeborener nach der Entlassung. In: Monatsschrift Kinderheilkunde, Zeitschrift für Kinder- und Jugendmedizin, S. 491–498.

Hammer, M.; Plößl, I. (2017): Irre verständlich. Menschen mit psychischer Erkrankung wirksam unterstützen. Psychiatrie Verlag, 3. Aufl., Köln.

Hemmer, C. J.; Geerdes-Fenge, H. F.; Reisinger, E. C. (2020): COVID-19: Epidemiologische und klinische Fakten. Der Radiologe (10), S. 893–898.

Herting, E. (2019): Kinder mit besonderen Risiken. In: Hübler, A.; Jorch, G. (Hrsg.): Neonatologie. Die Medizin des Früh- und Reifgeborenen. Thieme, Stuttgart, S. 108–124.

Hoehl, M. (2020): Posttraumatische Belastungsstörungen bei Eltern nach Krankheit des Kindes. In: Kinderkrankenschwester – Fachzeitschrift der Gesundheits- und Kinderkrankenpflege: Magazin des Berufsverbands „Kinderkrankenpflege Deutschland " e. V. und des Berufsverbands „Kinderrankenpflege Österreich " e. V., 8–2020. S. 227–229.

Holtschlag, M. (2020): Eltern in ihrer Selbstwirksamkeit unterstützen und begleiten. In: Kinderkrankenschwester – Fachzeitschrift der Gesundheits- und Kinderkrankenpflege: Magazin des Berufsverbands „Kinderrankenpflege Deutschland " e. V. und des Berufsverbands „Kinderrankenpflege Österreich " e. V., 8–2020. S. 230–233.

Hübler, A. (2019): Wachstumsretardierte Kinder. In: Hübler, A.; Jorch, G.: Neonatologie. Die Medizin des Früh- und Reifgeborenen. Thieme, Stuttgart. S. 114–116.

Hüning, B. M.; Jäkel, J (2021): Frühgeburtlichkeit und langfristige Folgen bis ins Schulalter, In: Kindheit und Entwicklung (2021), 30 (1), S. 37–50.

Hurrelmann, K.; Bauer, U. (2020): Einführung in die Sozialisationstheorie – das Modell der produktiven Realitätsverarbeitung. Beltz, 13. Aufl., Weinheim/Basel.

Huter, B. M. (2004): Sanfte Frühgeborenenpflege: Auswirkungen auf die Bindung und emotionale Entwicklung des Kindes. Eine Nachuntersuchung der Frühgeborenen von Dr. Marina Marcovich. Hans Huber Verlag.

Jaeggi, E.; Faas, A.; Mruck, K. (1998): Denkverbote gibt es nicht! Vorschlag zur interpretativen Auswertung kommunikativ gewonnener Daten. Forschungsbericht 2–98 aus der Abteilung Psychologie im Institut für Sozialwissenschaften, Technische Universität Berlin. Internetpublikation unter URL: http://psydok.sulb.uni-saarland.de/volltexte/2004/291/pdf/ber199802.pdf (letzter Aufruf: 11.12.2015).

Kalisch, R. (2017): Der resiliente Mensch. Wie wir Krisen erleben und bewältigen. Neueste Erkenntnisse aus Hirnforschung und Psychologie. Piper Verlag, München/Berlin.

Keupp, H. (2014): Eigenarbeit gefordert. Identitätsarbeit in spätmodernen Gesellschaften. In: Hagedorn, J. (Hrsg.): Jugend, Schule und Identität. Springer VS, Wiesbaden, S. 167–187.

Keupp, H. (1988): Auf dem Weg zur Patchwork-Identität? In: Verhaltenstherapie und psychosoziale Praxis, 20, S. 425–438.

Klaritsch, P.; Ciresa-König, A.; Pristauz-Telsnigg, G. (2020): COVID-19 During Pregnancy and Puerperium – A Review by the Austrian Society of Gynacology and Obstetrics (OEGGG). Geburtshilfe und Frauenheilkunde, S 1–18.

Kobus, S. (2018): Musikalische Begleitung für Frühgeborene und ihre Familien. Reichert Verlag.

Kraschl, R. (2019): Zahlen und Fakten zu Frühgeburten. In: Wutte, S. (Hrsg.): Frühchen. Großartige kleine Kämpfer. S. 64–65.

Krasnitzer-Leitner, F. (2019): Eltern von Frühgeborenen. In: Wutte, S. (Hrsg.): Frühchen. Großartige kleine Kämpfer. S. 23.

Langer, C.; Broghammer, N.; Poets, C. (2014): Einführung entwicklungsfördernder Pflege nach NIDCAP. Kinderkrankenschwester 33(4), S. 132–137.

Lazarus, R. S. (2006): Stress and Emotion. A new Synthesis. New York, Springer Publishing Company.

Legendre, V.; Burtner, P. A.; Martinez, K. L.; Crowe, T. A. (2011): The Evolving Practice of Developmental Care in the Neonatal Unit: A Systematic Review: Physical; occupational therapy in pediatrics 31 (3), S. 315–338.

Liebers, K. (2013): Schulanfang – passgenau und flexibel? In: Bellenberg, G.; Forell, M. (Hrsg.): Bildungsübergänge gestalten. Ein Dialog zwischen Wissenschaft und Praxis. Münster/New York/München/Berlin, S. 67–76.

Longardt, A. C.; Winkler, V. P.; Pecks, U. (2020): Perinatale Aspekte der SARS-CoV-2 Infektion. Zeitschrift für Geburtshilfe; Neonatologie, S. 181–186.

Ludwig-Körner, C. (2013): Die Frühgeborenenfamilie – Belastung und Bewältigung. In: Reichert, J.; Rüdiger, M. (Hrsg.): Psychologie in der Neonatologie. Psychologisch-sozialmedizinische Versorgung von Familien Frühgeborener. Hogrefe, Göttingen, S. 47–59.

Medizin Report aktuell (2020). Zieht die Corona-Pandemie eine Welle an psychischen Erkrankungen nach sich? Medizin Report aktuell, S. 66–67.

Miller, T. (2012): Inklusion – Teilhabe – Lebensqualität: Tragfähige Beziehungen gestalten. Systemische Modellierung einer Kernbestimmung Sozialer Arbeit. Stuttgart.

Müller- Rieckmann, E. (2020): Das frühgeborene Kind in seiner Entwicklung. Ernst Reinhardt-Verlag.

Müller-Waldeck, R. (2020): Ängste und Depressionen in Corona-Zeiten. Arzt; Wirtschaft, S. 153.

Nützenadel, W. (2011): Gedeihstörungen im Kindesalter. Deutsches Ärzteblatt; 108(38), S. 642–649.

Petzold, M. B.; Bendau, A.; Plag, J.; Pyrkosch, L.; Maricic, L. M.; Rogoll, J.; Betzler, F.; Große, A.; Ströhle, J. (2020): Researchgate BJ PsychOpen. Development of the COVID-19-Anxiety Questionaire and first psychometric testing. URL: https://www.researchgate.net/publication/343738376_Development_of_the_COVID-19-Anxiety_Questionnaire_and_first_psychometric_testing, (letzter Aufruf: 03.11.2020).

Pierrat, V.; Zaoui-Grattepanche, C.; Rousseau, S.; Truffert, P. (2012): Quels sont les bénéfices de l'implication précoce des parents en néonatologie: le point de vuedu bébé: Devenir 24(1), S. 35–44.

Porz, F. (2019): Zu früh geboren. Ein besonderer Start. Elterninformationen über die Zeit in der Klinik. Frankfurt am Main, Bundesverband „Das frühgeborene Kind" e. V.

Porz, F. (2010a): Entlassung kleiner Frühgeborener aus der Klinik – und was dann? Kinder- und Jugendmedizin, 10(01), S. 43–47.

Porz, F. (2010b): Familienhandbuch.de. Frühgeborene – Wissenswertes für Eltern. Online verfügbar unter URL: https://www.familienhandbuch.de/eltern-werden/rund-um-die-geburt/Fruehgeborene.php (letzter Aufruf: 04.11.2020).

Qin Wei, S.; Bilodeau-Bertraud, M.; Liu, S.; Anger, N. (2021): The impact of COVID-19 on pregnancy outcomes: a systematic review and meta-analysis. URL: https://www.cmaj.ca/content/cmaj/193/16/E540.full.pdf (letzter Aufruf : 20.04.2021).

Ratzsch, J. (2020): Leopoldina: Maske auf, kürzere Quarantäne, einheitliche Regeln. ÄrzteZeitung, S. 2. URL: https://www.aerztezeitung.de/Politik/Einheitliche-Regeln-kuerzere-Quarantaene-Maske-auf-413104.html (letzter Aufruf : 26.05.2021).

Rist, S. (2011): Plädoyer für NIDCAP in Deutschland. In: intensiv 19 (5), S. 254–258. Online verfügbar unter URL: https://www.thieme-connect.de/products/ejournals/html/10.1055/s-0031-1281475 (letzter Aufruf: 28.12.2015).

Salzberger, B.; Welte, T. (2020): COVID-19 – eine neue und vielseitige Herausforderung. Der Internist (61/8), S. 773–775.

Sanger, C.; Jane, E. I.; Andrew, C. S.; Ramachandani, P. G. (2015): Associations between postnatal maternal depression and psychological outcomes in adolescent offspring: a systematic review. In: Arch Womens Ment Health, Vol.18, S. 147–162.

Sarimski, K. (2000): Frühgeburt als Herausforderung – Psychologische Beratung als Bewältigungshilfe. 1. Aufl., Göttingen.

Schierbaum, A. (2018): Herausforderungen im Jugendalter. Beltz Juventa, Weinheim/Basel.

Schor, B.; Weigl, E.; Wittmann, H. (o. J.): „Die Kooperationsklasse". Inhaltliche Grundlegung und praktische Handlungshilfen für ein integratives Modell im bayerischen Bildungswesen. Bayerisches Staatsministerium für Unterricht und Kultus. Online verfügbar unter URL: http://isb.bayern.de/download/804/kooperationsklassen.pdf (letzter Aufruf: 13. 05. 2017).

Seery M. D.; Holmann, E. A.; Silver, R. C. (2010): Whatever doesnot kill us: Cumulative lifetime adversertiy, vulnerability, and resilience. In: J. Pers. Soc. Psychol. Vol. 99, S. 1025–1041.

Singer, D. (2012): Langzeitüberleben von Frühgeborenen. Bundesgesundheitsblatt, S. 568–575.

Sizun, J.; Garenne, A.; Dubourg, M. (2010): Document „Ce queles pédiatres peuvent nous apprendre": Reanimation 19 (3), S. 251–257.

Sprengel, B. (2020): Droht mit Corona auch eine „Epidemie der Einsamkeit"? ÄrzteZeitung, S. 23.

Steiner, H.; Hasenöhrl, G.; Helmer, H.; Jäger, T.; Kainer, F.; Maier, B.; Rath, W.; Spitzer, D.; Zimmermann, R.; Zuchna, C. (2008): Aktuelle Aspekte der Frühgeburt und der Tokolyse. Uni-Med, Bremen.

Strauss, A.; Corbin, J. (1996): Grounded Theory – Grundlagen Qualitativer Sozialforschung.Weinheim.

Tesch, B. (2011): Die ganzheitliche Betreuung von Frühgeborenen. In: Kinderkrankenschwester 30(2), S. 59–61.

Tillmann, K.-J. (2013): Die Bewältigung von Übergängen im Lebenslauf – eine biografische Perspektive. In: Bellenberg, G.; Forell, M. (Hrsg.): Bildungsübergänge gestalten. Ein Dialog zwischen Wissenschaft und Praxis. Münster/New York/München/Berlin, S. 15–32.

Untersteiner, C. (2019): Sichere Bindung von Anfang an. In: Wutte, S. (Hrsg.): Frühchen. Großartige kleine Kämpfer. S. 184–185.

Vandenberg, K.A.; Hanson, M. (2013): Frühgeborene pflegen – Eltern beraten und begleiten. Praxishandbuch zur Elternberatung und Entlassungsplanungen von Früh- und Neugeborenen. Hogrefe, Göttingen.

Vonderlin, E.-M. (1999): Frühgeburt: Elterliche Belastung und Bewältigung. Heidelberg.

von der Wense, A.; Bindt, C. (2013): Risikofaktor Frühgeburt. Entwicklungsrisiken erkennen und behandeln. Beltz, 1. Aufl., Weinheim.

von Mach, S. (2020): Schnelltests auf Antigene: Für wen sind sie geeignet? Der Hausarzt, S. 42–43.

von Rahden, O. (2019): Betreuung von Frühgeborenen und Neugeborenen mit Erkrankungen von Schwangerschaft bis Wochenbett. Report Hebammenarbeit, 32(03), S. 12–21.

Walper, S.; Gniewosz, B. (2018): Die Bedeutung der Familie im Jugendalter. In. Gniewosz, B.; Titzmann, P. F. (Hrsg.): Handbuch Jugend. Psychologische Sichtweisen auf Veränderungen in der Adoleszenz. Kohlhammer, Stuttgart, S. 71–88.

Warren, I. (2017): Family and Infant Neurodevelopmental Education: an innovative, educational pathway for neonatoal healthcare professionals. Infant 13(5): S. 200–203.

Warren, I.; Mat-Ali, E.; Green, M. et al. (2019): Evaluation of the Family and Infant Neurodevelopmental Education (FINE) programme in the UK. Journal of Neonatal Nursing 25(2), S. 93–98.

Warren, I; Oude-Reimer, M.; van der Heijden, E. (2015): Praktische Fertigkeiten für die Familienzentrierte Entwicklungsfördernde Betreuung. FINE: Family Infant Neurodevel-opmental Education. Arbeitsbuch Stufe 2.

Wettstein, F. (2016): Übergänge und kritische Lebensereignisse – ihr Einfluss auf die psychische Gesundheit. In: Blaser, M.; Amstad, F. T. (Hrsg.): Psychische Gesundheit über die Lebensspanne. Grundlagenbericht. Bern/Lausanne, Gesundheitsförderung, Band 43. Köln, S. 21–30.

Wüsthof, A.; Böning, V. (2005): Früh geboren. Leben zwischen Hoffnung und Technik. Urban; Fischer Verlag.

Yao, H.; Chen, J.-H.; Xu, Y.-F. (2020). The Lancet Psychiatry. Patients with mental health disorders in the COVID-19 epidemic. Online verfügbar unter URL https://www.thelancet.com/action/showPdf?pii=S2215-0366%2820%2930090-0 (letzter Aufruf: 03.11.2020).

Zöllkau, J.; Hagenbeck, C.; Hecher, K.; Pecks, U.; Schlembach, D. S.; Schlösser, R.; Schleußner, E. (2020): Aktualisierte Empfehlungen zu SARS-CoV-2/COVID-19 und Schwangerschaft, Geburt und Wochenbett. Zeitschrift für Geburtshilfe und Neonatologie, S. 217–222.

Internetquellen

Bayerische Staatsregierung (2020). Coronavirus in Bayern – Informationen auf einen Blick. URL: https://bayern.de/service/coronavirus-in-bayern-informationen-auf-einen-blick/ (letzter Aufruf: 01.08.2020).

Bundesministerium für Familie, Senioren, Frauen und Jugend. URL: https://www.bmfsfj.de/bmfsfj/service/gesetze/zweites-gesetz-zur-aenderung-des-bundeselterngeld-und-elternzeitgesetzes-147674 (letzter Aufruf: 12.04.2021).

Bundesverband Legasthenie und Dyskalkulie (BVL). URL: https://www.bvl-legasthenie.de/legasthenie.html (letzter Aufruf: 21.04.2021).

Deutsche Gesellschaft für Psychiatrie und Psychotherapie, Psychosomatik und Naturheilkunde e. V. (dgppn) (2020): Deutsche Gesellschaft für Psychiatrie und Psychotherapie, Psychosomatik und Naturheilkunde e. V. dgppn. Soziale Isolation kann psychisch krank machen. URL: https://www.dgppn.de/presse/pressemitteilungen/pressemitteilungen-2020/soziale-isolation.html (letzter Aufruf: 03.11.2020).

Deutscher Bundesverband für Logopädie. URL: https://www.dbl-ev.de/logopaedie/stoerungen-bei-kindern/stoerungsbereiche/komplexe-stoerungen/auditive-verarbeitungs-und-wahrnehmungsstoerung/ (letzter Aufruf: 17.04.2021).

EFCNI (2018). URL: https://www.efcni.org/news/lighthouse-project-family-and-infant-neurodevelopmental-education/ (letzter Aufruf: 09.04.2021).

Frauenmilchbank. URL: http://kleine-helden.org/fuenf-jahre-frauenmilchbank-fuer-fruehgeborene-am-perinatalzentrum-muenchen-grosshadern/ (letzter Aufruf: 18.04.2021).

Gemeinsamer Bundesausschuss (G-BA) (2020): Qualitätssicherungs-Richtlinie Früh- und Reifgeborene. Richtlinie über Maßnahmen zur Qualitätssicherung der Versorgung von Früh- und Reifgeborenen/QFR-RL. Online verfügbar unter URL: https://www.g-ba.de/richtlinien/41/ (letzter Aufruf: 17.09.2020).

HaNa. URL: https://www.hana-muenchen.de/ (letzter Aufruf: 18.04.2021).

Harl.e.kin. URL: https://harlekin-nachsorge.de/index.php/standorte/oberbayern/muenchen-grosshadern (letzter Aufruf: 19.04.2021).

ISPZ Hauner. URL: http://www.klinikum.uni-muenchen.de/Integriertes-Sozialpaediatrisches-Zentrum-im-Dr-von-Haunerschen-Kinderspital/de/ (letzter Aufruf: 19.04.2021).

Klinikum Dritter Orden München 2020–2021: Qualitätssicherung für die stationäre Versorgung von Kindern und Jugendlichen. URL: https://www.dritter-orden.de/images/PDF/Zertifikat_2020-2021_Muenchen_K3O_KJM_PLUS.pdf?m=1598009685& (letzter Aufruf: 24.04.2021).

Perinatalzentren (2016): Perinatalzentren. Qualität der Versorgung sehr kleiner Frühgeborener. Online verfügbar unter URL: https://perinatalzentren.org/index.php (letzter Aufruf: 17.09.2020).

Portal München (2017): Untersuchung – So läuft die Untersuchung zur Einschulung ab. URL: https://www.muenchen.de/rathaus/Stadtverwaltung/Referat-fuer-Gesundheit-und-Umwelt/Gesundheitsfoerderung/Kinder_und_Jugendliche/Einschulung/Untersuchung.html/ (letzterAufruf: 26.05.2017).

Pschyrembel Online (2021): Minimal Handling. URL: https://www.pschyrembel.de/Minimal%20Handling/T02NB (letzter Aufruf: 23.02.2021).

Robert Koch Institut (2020a): Robert Koch Institut. Nationale Teststrategie – wer wird in Deutschland auf das Vorliegen einer SARS-CoV-2 Infektion getestet? Online verfügbar unter URL: https://www.rki.de/DE/Content/InfAZ/N/Neuartiges_Coronavirus/Teststrategie/Nat-Teststrat.html (letzter Aufruf: 26.11.2020).

Robert Koch Institut (2020b): Robert Koch Institut. Epidemiologie. URL: https://www.rki.de/SharedDocs/FAQ/NCOV2019/gesamt.html?nn=13490888 (letzter Aufruf: 01.11.2020).

Robert Koch Institut (2020c): Robert Koch Institut. Risikobewertung zu Covid-19. URL: https://www.rki.de/DE/Content/InfAZ/N/Neuartiges_Coronavirus/Risikobewertung.html;jsessionid=929 A53FD5922453E97F926063AF49E8D.internet082?nn=13490888 (letzter Aufruf: 14.12.2020).

Ronald McDonald Kinderhilfe. URL: https://www.kinderhilfe.at/salzburg-2 (letzter Aufruf: 24.04.2021).

Staatsinstitut für Frühpädagogik Bayern (IFP). URL: https://www.google.de/url?sa=t&rct=j&q=&esrc=s&source=web&cd=&ved=2ahUKEwijx8qH1unvAhWEhfOHHZ8VDVQQFjABegQIAxAD&url=https%3 A%2F%2Fwww.ifp.bayern.de%2Fimperia%2Fmd%2Fcontent%2Fstmas%2Fifp%2Fhintergrundinformationen_zum_verst__ndnis_von_transitionen.pdf&usg=AOvVaw2aTZcuAxnWglgujGWcpeaF , pdf, S. 4 (letzter Aufruf: 24.04.2021).

Schuleingangsuntersuchung Bayern. URL: http://www.lgl.bayern.de/gesundheit/praevention/kindergesundheit/schuleingangsuntersuchung/ (letzter Aufruf: 06.04.2021).

Warren, I.: NFI (2020). URL: https://nidcap.org/the-nfi/endorsements/ (letzter Aufruf: 09.04.2021).

WHO (2018): Key facts. Preterm birth. URL: https://www.who.int/news-room/fact-sheets/detail/preterm-birth (letzter Aufruf: 16.09.2020).

WHO (2020): Coronavirus-Krankheit (COVID-19). URL: https://www.who.int/emergencies/diseases/novel-coronavirus-2019/question-and-answers-hub/q-a-detail/coronavirus-disease-covid-19 (letzter Aufruf: 16.09.2020).

Zentrum für Comprehensive Developmental Care (CDeCLMU). URL: www.klinikum.uni-muenchen.de/Integriertes-Sozialpaediatrisches-Zentrum-im-Dr-von-Haunerschen-Kinderspital/de/abteilungen/Kinderneurologie_Entwicklungsneurologie/entwicklungsneurologie/fruehgeborenennachsorge/index.html (letzter Aufruf: 19.04.2021).

Verzeichnis der Autor(inn)en

Franziska Baur, Soziale Arbeit B. A.

Sonja Becker, Kindheitspädagogik B. A., Kindertagesstätte Bavaria in Kempten, in Elternzeit.

Elisabeth Fay, Altenpflegerin/Gerontopsychiatrische Fachkraft (B. Sc.), Praxisanleiterin für Heilberufe, Absolventin des Masterstudiengangs „Pflegewissenschaft – Innovative Versorgungskonzepte" an der Katholischen Stiftungshochschule München, (M. Sc.), Lektorin bei einem Fachbuchverlag im Bereich Gerontologie/Pflegewissenschaft, in Elternzeit.

Laura Gerken, B. A. Pflege dual, M. Sc. in Pflegewissenschaft, Promovendin im BayWiss-Kolleg Gesundheit an der Katholischen Stiftungshochschule München und Universität Augsburg.

Prof. Dr. Michaela Gross-Letzelter, Professorin für Soziologie an der Katholischen Stiftungshochschule München, forscht seit Jahren zum Thema „Frühgeborene und ihre Eltern" und dazu, wie Soziale Arbeit unterstützend in diesem Bereich tätig sein kann.

Sonja Kollmar, geb. Olwitz, Pflegemanagerin B. A., Absolventin des Masterstudiengangs „Pflegewissenschaft – Innovative Versorgungskonzepte" an der Katholischen Stiftungshochschule München, (M. Sc.), Pflegewissenschaftlerin im zentralen Pflegemanagement an der München Klinik, in Elternzeit.

Barbara Mitschdörfer, Vorstandsvorsitzende und Geschäftsstellenleiterin Bundesverband „Das frühgeborene Kind" e. V.

Sonja Scharpf, Soziale Arbeit B. A., abgeschlossene Berufsausbildung als Gesundheits- und Kinderkrankenpflegerin, mehrjährige Berufserfahrung auf einer neonatologischen Intensivstation.

Regina Thalhammer, Pflegepädagogin B. A., Absolventin des Masterstudiengangs „Pflegewissenschaft – Innovative Versorgungskonzepte" an der Katholischen Stiftungshochschule München, (M. Sc.), wissenschaftliche Mitarbeiterin und Lehrkraft für besondere Aufgaben an der Technischen Hochschule Rosenheim, Doktorandin an der Medizinischen Fakultät der Martin-Luther-Universität Halle-Wittenberg.

Natalie Wetzel, Universitätsklinikum für Kinder- und Jugendmedizin Tübingen; NIDCAP-Trainerin, Berufspädagogin im Gesundheitswesen, B. A.

Andrea Windisch, Dipl.-Theol. (B. Sc.), Absolventin des Masterstudiengangs „Pflegewissenschaft – Innovative Versorgungskonzepte" an der Katholischen Stiftungshochschule München, (M. Sc.), Mitarbeiterin im Casemanagement des Rotkreuzklinikums München, Doktorandin am Lehrstuhl für Moraltheologie der Theologischen Fakultät an der KU Eichstätt-Ingolstadt, Mitglied des Promotionskollegs „Ethik, Kultur und Bildung für das 21. Jahrhundert" der Katholischen Hochschulen in Bayern und der Hanns-Seidel-Stiftung e. V.

Martina Winkler, Dipl.-Sozialpädagogin (FH).

www.ingramcontent.com/pod-product-compliance
Lightning Source LLC
Chambersburg PA
CBHW080133270326
41926CB00021B/4469